Sumário

Prefácio 3 1
Sobre o Autor 4 1
Introdução: A Revolução Digital na Medicina 5 4
Parte 1: Fundamentos da Medicina Digital 7 7
A Base da Medicina Digital 9 11
Telemedicina e Consultas Virtuais .... 10 .14
Inteligência Artificial na Saúde 12 19
Wearables: Monitorando Saúde em Tempo Real 13 21
Big Data e Análise de Dados na Saúde 15 25
Parte 2: Inovações Tecnológicas e Aplicações Práticas.. 17 30
Realidade Aumentada e Virtual em Cirurgias 19 41
Robótica Médica 21 52
Nanotecnologia na Medicina 22 56
Impressão 3D em Saúde 24 66

Blockchain e Cibersegurança na Saúde 25 70

Parte 3: Medicina Personalizada e Preventiva 27 77

Medicina de Precisão 29 84

Genômica e Medicina Personalizada... .... 31 90

Saúde Preventiva Digital 33 94

O Futuro da Saúde Preventiva Digital 34 96

Monitoramento Contínuo e Cuidados Remotos 36 101

Parte 4: Desafios Éticos e Legais 38 108

Ética na Medicina Digital 40 116

Aspectos Legais e Regulatórios.. .... 42 122

Privacidade e Segurança de Dados 43 124

Parte 5: Saúde Mental e Bem-estar na Era Digital 45 128

Impacto da Tecnologia na Saúde Mental 46 130

Terapias Digitais e Aplicativos de Saúde Mental 48 134

Telepsiquiatria... 50 137

Parte 6: Medicina do Futuro 51 139

Medicina Espacial 53 144
Biohacking: O Futuro da Saúde Humana 54 146
Ecossistemas Integrados de Saúde 56 151
Parte 7: Empreendedorismo e Inovação em Saúde 57 153
Startups de Saúde Digital 59 158
Modelos de Negócio em Medicina Digital 61 164
Investindo em Tecnologia Médica 63 170
Parte 8: Casos de Sucesso e Estudo de Impacto 65 174
Estudos de Caso: Inovações que Transformaram a Saúde 67 179
O Futuro da Medicina Digital: Perspectivas e Previsões 69 183
Conclusão 71 187
Dedicação 73 193

Prefácio

Caros leitores,

Vivemos em uma era de transformações sem precedentes, onde a tecnologia avança a passos largos, moldando o futuro de diversas indústrias. Mas talvez em nenhum outro campo essas mudanças sejam tão impactantes quanto na medicina. Como médico, sempre fui movido por um desejo inabalável de curar, de aliviar o sofrimento e de promover o bem-estar. No entanto, ao longo dos anos, percebi que a medicina, assim como qualquer outra ciência, precisa evoluir, adaptar-se e, em muitos casos, reinventar-se.

Foi essa constatação que me levou a explorar o fascinante mundo da medicina digital. O que outrora parecia ficção científica, hoje é realidade. Cirurgias assistidas por robôs, diagnósticos precisos fornecidos por inteligência artificial, tratamentos personalizados baseados no seu DNA...

tudo isso já faz parte do nosso presente, e o futuro promete ainda mais.

Ao longo deste livro, não quero apenas compartilhar conhecimentos. Quero guiá-lo por uma jornada de descobertas que vai além das técnicas e dos procedimentos médicos. Quero inspirá-lo a olhar para a medicina com novos olhos, enxergando as oportunidades que a tecnologia nos oferece para sermos melhores profissionais, mais eficazes e, acima de tudo, mais humanos.

Você já imaginou como será a medicina daqui a dez anos? E se eu lhe dissesse que você pode estar na linha de frente dessa revolução? Este livro não é apenas um manual técnico; é um convite para você se tornar um pioneiro. É uma porta de entrada para o futuro da saúde, onde a ciência e a tecnologia se unem para transformar vidas.

Porém, como em toda grande jornada, a inovação na medicina vem acompanhada de desafios éticos, legais e práticos. E é justamente nesses desafios que reside a grandeza do nosso trabalho.

Afinal, não basta dominar as tecnologias; é preciso saber aplicá-las de forma responsável, com respeito e empatia.

A cada capítulo, você encontrará histórias reais, estudos de caso e exemplos práticos que mostram como a medicina digital está mudando o mundo. Mas, acima de tudo, encontrará uma visão clara de como você pode fazer parte dessa mudança.

Então, convido você a se acomodar e mergulhar nesse universo fascinante. Que este livro seja mais do que uma leitura informativa. Que seja um ponto de partida para novas ideias, novas práticas e, quem sabe, uma nova forma de ver a medicina.

Com grande entusiasmo e expectativa, dou as boas-vindas a você, caro leitor, à medicina do futuro.

Dr. Thiago Durand

Autor e Médico Pioneiro em Medicina Digital

Sobre o Autor

Olá, eu sou o Thiago Durand, e se você está lendo isso, já deve ter notado que eu sou completamente apaixonado por duas coisas: medicina e tecnologia. Desde que eu era criança, sempre fui aquele garoto curioso que desmontava tudo o que via pela frente, só para descobrir como funcionava. Mas minha verdadeira paixão sempre foi entender o corpo humano — como cada órgão, cada célula, se encaixa perfeitamente para fazer a gente funcionar.

Nasci em uma cidadezinha do interior, onde a internet só chegava quando queria, e a medicina ainda era bastante tradicional. Cresci com o sonho de me tornar médico, mas não foi fácil. Eu era aquele aluno que passava as madrugadas estudando, com uma lanterna embaixo das cobertas, devorando livros de biologia e sonhando em um dia fazer a diferença na vida das pessoas.

Depois de muito esforço e noites sem dormir, me formei em Medicina e comecei a trabalhar em hospitais e clínicas, atendendo pacientes e tentando dar o meu melhor a cada dia. Eu estava realizando o meu sonho, mas logo percebi que havia algo faltando. O mundo estava mudando, a tecnologia estava avançando, mas a medicina, do jeito que eu conhecia, parecia estar ficando para trás.

Foi numa noite qualquer, depois de um dia longo no hospital, que tudo começou a mudar para mim. Estava navegando pela internet, curioso como sempre, quando me deparei com algumas inovações tecnológicas que estavam acontecendo em outras áreas, como a robótica e a inteligência artificial. E então, veio a grande pergunta: "Por que a medicina não está aproveitando tudo isso?"

Naquele momento, algo acendeu dentro de mim. Eu comecei a estudar tudo o que podia sobre medicina digital, participei de conferências, fiz cursos online, e mergulhei de cabeça nesse novo mundo. Logo, comecei a aplicar o que aprendia no meu dia a dia com os pacientes, e os resultados

foram impressionantes. Diagnósticos mais rápidos, tratamentos mais precisos, consultas muito mais interativas. E o melhor de tudo, as pessoas começaram a perceber que a medicina podia ser muito mais do que elas imaginavam.

Foi aí que percebi que tinha algo maior nas minhas mãos. Eu queria compartilhar essa visão com o maior número de pessoas possível — médicos, estudantes, pacientes, todos. Queria mostrar que o futuro da medicina já estava acontecendo e que qualquer pessoa poderia fazer parte dele. Decidi, então, escrever este livro, não para ensinar, mas para compartilhar essa jornada e inspirar outros a também abraçarem essa revolução.

Hoje, vejo que a medicina digital não é apenas uma tendência; é o caminho para uma saúde mais humana e conectada. E eu estou aqui, de coração aberto, para compartilhar tudo o que aprendi com você. Espero que, ao ler este livro, você se sinta tão inspirado quanto eu me senti quando descobri o potencial da tecnologia na saúde.

Vamos juntos transformar o futuro da medicina?

Introdução: A Revolução Digital na Medicina

Quando eu era mais jovem, havia algo que eu adorava fazer depois da escola: ir ao pequeno laboratório da biblioteca local e explorar tudo o que eu podia sobre o corpo humano. Era um lugar mágico, repleto de livros com imagens detalhadas do funcionamento do nosso corpo, com células brilhantes e diagramas que pareciam quase de outro mundo. Nunca imaginei que, um dia, eu estaria escrevendo um livro sobre a incrível revolução digital na medicina, mas aqui estamos nós.

Vamos começar nossa jornada explorando um conceito fascinante que está mudando o modo como entendemos e tratamos a saúde: a revolução digital. Imagine que você está assistindo a um filme de ficção científica onde os super-heróis usam tecnologia futurista para salvar o dia. Agora, substitua os super-heróis por médicos e a ficção científica por realidade. Parece um filme? A verdade é que a revolução digital na medicina é ainda mais emocionante do que qualquer ficção.

Há alguns anos, eu era um médico recém-formado, cheio de sonhos e energia, mas com uma visão muito tradicional da medicina. O que eu não sabia era que estava prestes a embarcar em uma jornada que transformaria minha visão sobre o que a medicina poderia ser. A tecnologia estava começando a ganhar espaço e eu percebi que o mundo estava mudando rapidamente. A pergunta era: a medicina estava acompanhando?

Eu me lembro claramente do dia em que minha mente foi aberta para o que a tecnologia poderia realmente fazer. Estava sentado em uma sala de conferências, ouvindo uma apresentação sobre telemedicina. A ideia de realizar consultas médicas através de uma tela parecia algo saído de um filme. Mas então eu ouvi um exemplo que mudou minha perspectiva. Imagine um paciente em uma área remota, sem acesso a um médico especializado. Com a telemedicina, esse paciente pode agora ter uma consulta com um especialista, sem sair de casa. Foi como se uma luz tivesse se aceso para mim. A medicina estava se tornando algo muito mais acessível e eficiente, e eu estava ansioso para fazer parte dessa transformação.

Com a telemedicina, você não precisa mais esperar semanas para uma consulta ou viajar longas distâncias para ver um especialista. Em vez disso, você pode simplesmente marcar uma consulta online e falar com seu médico de qualquer lugar. Isso me fez perceber que a tecnologia não era apenas uma ferramenta, mas uma ponte para um novo futuro da medicina.

Agora, se você acha que isso é legal, espere até ouvir sobre a inteligência artificial (IA). Imagine ter um assistente médico superinteligente, que nunca se cansa e sempre está atualizado com os mais recentes avanços médicos. Esse é o poder da IA na saúde. Eu me lembro do primeiro momento em que vi uma IA analisando exames médicos e fazendo diagnósticos com uma precisão impressionante. Era como ver um supercomputador no trabalho, mas em vez de calcular números, estava ajudando a salvar vidas. A IA pode analisar grandes quantidades de dados e ajudar a encontrar padrões que um humano talvez não conseguisse perceber. E o melhor de tudo é que isso está se tornando cada vez mais acessível.

Agora, vamos falar sobre algo que parece mais ficção científica ainda, mas é real: os wearables.

Esses dispositivos, como relógios e pulseiras que monitoram sua saúde, estão mudando a forma como entendemos nosso corpo. Imagine ter um pequeno dispositivo que pode monitorar sua frequência cardíaca, níveis de oxigênio e até mesmo seu sono, tudo em tempo real. Eu ainda me lembro da primeira vez que usei um desses dispositivos. Era como ter um mini-médico no meu pulso, sempre monitorando e me dizendo se estava tudo bem. Isso não é só legal, é uma revolução.

Outra parte incrível dessa revolução é o big data. Pense no big data como um enorme banco de informações sobre a saúde de milhões de pessoas. Com essas informações, podemos analisar tendências e prever problemas antes mesmo de eles acontecerem. Isso ajuda a criar tratamentos personalizados e a prevenir doenças. Eu sempre me impressiono com a quantidade de dados que podemos coletar e como eles são usados para melhorar a saúde global.

Mas não para por aí. A revolução digital na medicina também trouxe inovações incríveis, como a realidade aumentada e virtual. Imagine usar óculos especiais para ver o interior do corpo humano enquanto está realizando uma cirurgia. Isso permite que os médicos tenham uma visão detalhada e precisa, o que torna as cirurgias mais seguras e eficazes. Eu fiquei fascinado ao ver isso em ação pela primeira vez. Era como se a tecnologia estivesse se tornando uma extensão das habilidades dos médicos, tornando-os ainda mais poderosos.

E a robótica? Ah, a robótica médica é como ter um assistente superpreciso para realizar cirurgias complexas. Esses robôs podem fazer cortes minuciosos e movimentos precisos que seriam impossíveis para as mãos humanas. Quando vi um robô realizando uma cirurgia, parecia que a tecnologia estava dançando com uma precisão impressionante.

A nanotecnologia é outra inovação que me deixou maravilhado. Estamos falando de tratamentos de alta precisão que podem atingir células específicas no corpo, o que é uma revolução completa em termos de tratamento. Eu ainda me lembro de ler sobre como essas pequenas partículas podem ser usadas para atacar células cancerígenas com uma precisão que nunca foi possível antes.

É como se a medicina estivesse se tornando uma arte, com cada detalhe sendo cuidadosamente esculpido.

E a impressão 3D? Imagine criar próteses personalizadas ou até mesmo órgãos em 3D! Isso está permitindo que os médicos ofereçam soluções personalizadas para cada paciente, melhorando a qualidade de vida e os resultados dos tratamentos.

No final, a revolução digital na medicina não é apenas sobre a tecnologia em si, mas sobre como ela está mudando a forma como vivemos e cuidamos de nossa saúde. Eu aprendi que a tecnologia não é algo a ser temido, mas algo a ser abraçado. E o mais empolgante é que estamos apenas começando.

Então, se você está tão empolgado quanto eu com todas essas inovações, continue conosco. Há um mundo inteiro de descobertas e inovações que estão prestes a ser revelados. E a melhor parte é

que você está prestes a se tornar uma parte dessa incrível transformação. Vamos explorar juntos como a medicina está se transformando e como você pode fazer parte dessa revolução.

Parte 1: Fundamentos da Medicina Digital

Olá, amigo! Bem-vindo a uma jornada incrível pelo universo da medicina digital. Imagine que estamos prestes a embarcar em uma aventura de ficção científica que está se tornando realidade bem diante dos nossos olhos. Vamos explorar juntos como a tecnologia está revolucionando a medicina e tornando a vida mais fácil e saudável. Prepare-se para descobrir um mundo fascinante, onde a inovação encontra a saúde, e onde você será o protagonista dessa história!

O Início da Jornada: Como a Tecnologia Entrou na Medicina

Deixe-me contar uma história para começar. Lembro-me de quando era adolescente e, como muitos de vocês, adorava assistir filmes e séries sobre o futuro. Aquelas cenas de tecnologia avançada, onde as pessoas conversavam com médicos através de telas holográficas, sempre me deixavam fascinado. Eu me perguntava: "Como será quando isso se tornar realidade?" Bem, adivinha? Esse futuro chegou mais rápido do que imaginávamos, e a medicina digital é a estrela desse show!

Vamos dar o primeiro passo nessa aventura e explorar os fundamentos da medicina digital. O que é isso, afinal? Imagine que a medicina digital é como um superpoder que combina tecnologia e cuidados médicos para tornar tudo mais rápido, eficiente e acessível. Em vez de esperar semanas para uma consulta médica, você pode agora fazer isso do conforto da sua casa. Como? Vamos descobrir!

Telemedicina: Consultas Médicas Sem Sair de Casa

Vamos falar sobre telemedicina, que é como ter um médico no seu celular. Lembro-me da primeira vez que usei telemedicina. Eu estava no meu quarto, deitado no sofá e, de repente, precisava de uma consulta médica. Em vez de sair correndo para o consultório, eu simplesmente liguei para o meu médico através de um aplicativo no meu telefone. Foi como mágica!

Telemedicina permite que você converse com seu médico através de uma chamada de vídeo, mesmo que você esteja na sua casa e ele no consultório. É como fazer uma videochamada com um amigo, só que em vez de falar sobre filmes ou música, você está discutindo sua saúde. O médico pode te ver, ouvir e até te fazer perguntas sobre o que está acontecendo. Isso economiza tempo, elimina a necessidade de transporte e torna a consulta muito mais conveniente.

Inteligência Artificial: O Cérebro Digital dos Cuidados Médicos Agora, vamos falar sobre inteligência artificial, ou IA, que é como um cérebro superinteligente feito de códigos e algoritmos. Imagine que você tem um assistente pessoal que é extremamente bom em analisar dados e ajudar a encontrar respostas. Esse assistente é a IA na saúde.

A IA pode analisar grandes quantidades de dados médicos em um piscar de olhos e ajudar os médicos a fazer diagnósticos mais rápidos e precisos. Pense nela como uma supercalculadora que entende não só números, mas também padrões e sinais. Quando eu vi a IA pela primeira vez em ação, foi como se eu estivesse testemunhando um milagre tecnológico. Era como ter um assistente mágico que ajudava os médicos a entender melhor o que estava acontecendo com os pacientes.

Wearables: Seus Pequenos Guardiões da Saúde

Agora, vamos explorar os wearables – dispositivos como relógios e pulseiras que monitoram sua saúde em tempo real. Imagine um relógio que não só diz as horas, mas também monitora seu ritmo cardíaco, os passos que você dá e até mesmo o seu sono. Esse é o poder dos wearables.

Quando comecei a usar um desses dispositivos, foi como se eu tivesse um pequeno treinador pessoal no meu pulso. Ele me mostrava dados sobre minha saúde o tempo todo e me ajudava a entender como estava o meu corpo. Você pode ver se está dormindo bem, se está ativo o suficiente e até mesmo se precisa beber mais água. É como ter um superpoder que ajuda a manter sua saúde em check!

Big Data: O Grande Cofrinho de Informações Médicas

Vamos agora mergulhar em algo chamado big data, que é basicamente um enorme cofre de informações sobre saúde.

Imagine um gigantesco arquivo onde todas as informações médicas são armazenadas. Esse é o big data.

Eu me lembro da primeira vez que vi como o big data funcionava na prática. Era como se eu estivesse olhando para um mapa do tesouro de informações médicas. Com essas informações, os médicos podem encontrar padrões e tendências que ajudam a criar tratamentos mais eficazes. É

como ter um supercomputador que pode prever e prevenir doenças antes que elas se tornem um problema.

Realidade Aumentada e Virtual: Um Novo Olhar Para Cirurgias

Vamos explorar a realidade aumentada e virtual. Pense nisso como um jogo de videogame, só que em vez de estar jogando, você está ajudando os médicos durante uma cirurgia. Esses são os novos brinquedos tecnológicos que os médicos estão usando para tornar as cirurgias mais precisas.

Quando eu vi a realidade aumentada em ação pela primeira vez, fiquei boquiaberto. Os médicos usavam óculos especiais que projetavam imagens detalhadas do interior do corpo. Era como se eles pudessem ver através da pele e dos músculos para realizar cirurgias com uma precisão incrível.

É como ter um superpoder que permite ver e fazer ajustes em tempo real durante uma cirurgia.

Robótica Médica: O Futuro das Cirurgias

Vamos agora falar sobre robótica médica. Imagine um robô que pode ajudar os médicos a realizar cirurgias com uma precisão incrível. Esses robôs são como assistentes superprecisos que tornam as cirurgias mais seguras e eficazes.

Quando eu vi um robô cirúrgico pela primeira vez, parecia uma peça de tecnologia de outro mundo. O robô ajudava os médicos a realizar cortes delicados e a manipular tecidos com uma precisão que seria impossível para as mãos humanas. Era como ver um espetáculo de tecnologia e medicina trabalhando juntos para alcançar resultados incríveis.

Nanotecnologia: O Exército Invisível da Saúde

Finalmente, vamos explorar a nanotecnologia. Imagine um exército de minúsculas máquinas que estão dentro do seu corpo, trabalhando para melhorar sua saúde. Essas são as partículas de nanotecnologia, e elas são incrivelmente pequenas, mas poderosas.

Eu fiquei fascinado ao descobrir como essas partículas podem ser usadas para tratar doenças com uma precisão impressionante. Elas podem atacar células cancerígenas ou entregar medicamentos exatamente onde são necessários. É como ter um exército invisível lutando pela sua saúde, sem que você precise fazer nada além de seguir os conselhos do seu médico.

A Base da Medicina Digital

Vamos mergulhar no fascinante mundo da medicina digital! Neste capítulo, vamos explorar os conceitos fundamentais que sustentam essa revolução na saúde. Prepare-se para uma jornada que vai descomplicar o que pode parecer complexo e mostrar como cada peça desse quebra-cabeça se encaixa para transformar a forma como cuidamos da saúde.

O Que É Medicina Digital?

Imagine um universo onde a tecnologia e a saúde se encontram de maneira tão harmônica que tornam o cuidado com a saúde mais eficiente e acessível. Medicina digital é exatamente isso: a fusão de tecnologia e práticas médicas para melhorar o cuidado com os pacientes e a eficiência dos tratamentos. Em vez de visitar consultórios e hospitais, você pode interagir com seu médico através de aplicativos e dispositivos conectados.

Por exemplo, pense em um aplicativo que monitora seu ritmo cardíaco enquanto você está correndo no parque. Ou um dispositivo que mede seus níveis de glicose sem a necessidade de picadas constantes. Isso é medicina digital em ação, transformando a maneira como acompanhamos e gerenciamos nossa saúde.

Terminologias Descomplicadas

Vamos simplificar alguns termos técnicos para que você possa entender como tudo se encaixa:

• **Telemedicina**: É como uma consulta médica pela internet. Em vez de se deslocar para o consultório, você usa seu smartphone ou computador para conversar com seu médico por vídeo. Imagine fazer uma videochamada com um amigo, mas dessa vez, com seu médico, que pode te ajudar com sintomas ou dúvidas sobre sua saúde.

• **Big Data**: Pense em uma enorme biblioteca cheia de livros sobre saúde e doenças. O big data é a coleta e análise de grandes quantidades de informações médicas. Isso ajuda os médicos a encontrar padrões e tendências que podem levar a novos tratamentos ou melhorar os existentes.

• **Inteligência Artificial (IA)**: Imagine um assistente superinteligente que pode analisar uma enorme quantidade de dados e ajudar a tomar decisões. Na saúde, a IA examina informações médicas e ajuda a identificar quais tratamentos podem ser mais eficazes para uma condição específica.

Como Funciona a Telemedicina

Vamos ver como a telemedicina funciona no dia a dia. Imagine que você está com dor de garganta e não quer sair de casa. Em vez de marcar uma consulta presencial, você abre um aplicativo no seu telefone e inicia uma videochamada com um médico. Durante a chamada, você pode mostrar seus sintomas e conversar sobre o tratamento. O médico pode até prescrever medicamentos e enviar receitas diretamente para o seu telefone. É uma maneira conveniente e moderna de obter cuidados médicos sem sair de casa.

A Magia da Inteligência Artificial na Saúde

Agora, vamos explorar a magia da inteligência artificial. Imagine que você está jogando um jogo de quebra-cabeça complexo. A IA é como um assistente que pode montar as peças rapidamente para você. Na medicina, a IA analisa grandes quantidades de dados de pacientes e ajuda a encontrar padrões que podem levar a melhores diagnósticos e tratamentos.

Por exemplo, quando um médico está tentando diagnosticar uma doença rara, a IA pode comparar os sintomas do paciente com uma base de dados global e sugerir possíveis diagnósticos. Isso não só economiza tempo, mas também aumenta a precisão do diagnóstico.

Wearables: Seus Superpoderes na Palma da Mão

Agora, vamos falar sobre os wearables – aqueles dispositivos que você usa no corpo e que ajudam a monitorar sua saúde. Imagine um relógio que não só marca a hora, mas também monitora sua frequência cardíaca, seus passos e até mesmo a qualidade do seu sono. Esses dispositivos oferecem informações valiosas que podem ajudar a manter sua saúde em dia.

Quando comecei a usar um wearable, foi como ter um pequeno treinador pessoal no meu pulso.

Ele me mostrava como eu estava me saindo em relação aos meus objetivos de saúde e me motivava a manter hábitos saudáveis. Com esses dados, eu pude ajustar minha rotina e melhorar minha saúde geral.

O Poder do Big Data na Medicina

Finalmente, vamos explorar o poder do big data. Imagine um enorme conjunto de dados sobre doenças e tratamentos de todo o mundo. O big data coleta essas informações e as analisa para encontrar padrões que podem ajudar a melhorar a prática médica. Por exemplo, ao analisar dados de milhares de pacientes, os pesquisadores podem descobrir quais tratamentos são mais eficazes para condições específicas.

Eu me lembro de quando vi o big data sendo usado para melhorar tratamentos para doenças crônicas. Foi fascinante ver como os dados ajudavam a criar tratamentos personalizados que se ajustavam às necessidades individuais dos pacientes. O big data tem o potencial de transformar a medicina, tornando-a mais precisa e adaptada às necessidades de cada pessoa.

Telemedicina e Consultas Virtuais

Imagine um cenário onde você está no conforto da sua casa, e, ao mesmo tempo, pode conversar com um médico sem sair do sofá. Parece algo saído de um filme futurista, não é? Mas a verdade é que a telemedicina já é uma realidade e está transformando a forma como recebemos cuidados de saúde. Vamos explorar como isso funciona e por que está mudando o jogo na medicina.

O Que É Telemedicina?

Vamos começar com o básico: o que é telemedicina? Pense nela como um superpoder moderno que permite que você consulte um médico à distância, através de uma tela. Em vez de enfrentar o trânsito e a espera em um consultório, você pode fazer uma consulta usando seu computador, tablet ou smartphone. É como uma videochamada com um amigo, mas com um toque profissional de um médico.

A primeira vez que usei a telemedicina foi quase mágico. Estava com uma dor de garganta e, em vez de enfrentar a fila do consultório, eu simplesmente peguei meu celular e iniciei uma videochamada com meu médico. Ele me viu, ouviu meus sintomas e me deu conselhos e prescrições, tudo sem sair de casa. Foi um alívio poder resolver tudo de maneira tão prática.

Como Funciona uma Consulta Virtual?

Vamos detalhar como uma consulta virtual realmente acontece. Primeiro, você precisa de um dispositivo com câmera e uma conexão de internet estável. Em seguida, você usa um aplicativo ou

plataforma específica para marcar e realizar a consulta. Muitas dessas plataformas têm funcionalidades como chat, vídeo e até compartilhamento de documentos.

Imagine que você está em um dia agitado e não consegue ir ao médico pessoalmente. Você agenda uma consulta através do aplicativo e, na hora marcada, se conecta ao médico via videochamada.

Você pode mostrar qualquer área do corpo que está causando desconforto, falar sobre seus sintomas e até mesmo mostrar resultados de exames, se necessário. O médico pode então oferecer um diagnóstico, sugerir tratamentos e, em alguns casos, até prescrever medicamentos eletronicamente.

Benefícios da Telemedicina

Os benefícios da telemedicina são muitos e variam desde conveniência até eficiência. Aqui estão alguns dos principais:

• **Economia de Tempo**: Sem a necessidade de deslocamento, você economiza tempo e evita esperas prolongadas. Isso é especialmente útil em dias ocupados ou para pessoas que moram em áreas remotas.

• **Acesso Facilitado**: Você pode consultar especialistas que talvez não estejam localizados perto de você. Isso é ideal para quem precisa de uma opinião especializada sem precisar viajar longas distâncias.

• **Cuidados Continuados**: A telemedicina permite acompanhamento contínuo de condições crônicas sem a necessidade de visitas constantes ao consultório. Isso ajuda a manter o tratamento em dia e a ajustar as terapias conforme necessário.

• **Conforto e Privacidade**: Realizar consultas no conforto da sua casa pode ser menos estressante e mais confortável, especialmente se você está lidando com uma condição que causa desconforto físico ou emocional.

Desafios e Considerações

Claro, como qualquer tecnologia, a telemedicina também tem seus desafios. Aqui estão alguns pontos a considerar:

• **Conectividade e Tecnologia**: Para aproveitar a telemedicina, é necessário ter uma boa conexão com a internet e um dispositivo compatível. Problemas técnicos podem, às vezes, afetar a qualidade da consulta.

• **Limitações da Exame Físico**: Embora a telemedicina seja excelente para muitos casos, algumas condições podem exigir um exame físico presencial para um diagnóstico mais preciso.

• **Segurança e Privacidade**: A segurança dos dados é crucial. As plataformas de telemedicina devem ter medidas rigorosas para proteger suas informações pessoais e médicas.

Histórias de Sucesso com Telemedicina

Vamos explorar algumas histórias de sucesso para ver como a telemedicina está impactando positivamente a vida das pessoas.

Lembro-me de um amigo que vive em uma área rural e sempre lutava para encontrar um médico especialista. Com a telemedicina, ele conseguiu consultar um especialista em uma grande cidade sem sair de casa. O especialista pôde revisar seus exames, dar um diagnóstico e sugerir um

tratamento que fez uma grande diferença na sua saúde. Essa experiência foi um testemunho do impacto positivo que a telemedicina pode ter na vida das pessoas.

Outra história é a de uma mãe que precisava acompanhar a saúde de seu filho pequeno, mas estava lidando com uma agenda muito cheia. A telemedicina permitiu que ela realizasse consultas regulares com o pediatra do seu filho sem precisar sair de casa. Isso não só economizou tempo, mas também garantiu que o filho dela recebesse acompanhamento constante e de qualidade.

O Futuro da Telemedicina

O futuro da telemedicina parece brilhante. Com avanços tecnológicos constantes, podemos esperar que as consultas virtuais se tornem ainda mais sofisticadas. Tecnologias como realidade aumentada e inteligência artificial podem futuramente permitir diagnósticos mais detalhados e tratamentos personalizados.

Por exemplo, imagine um futuro onde você possa usar um dispositivo de realidade aumentada para mostrar ao médico exatamente onde você sente dor e como a área afetada está se comportando em tempo real. Ou onde a inteligência artificial ajuda a analisar seus sintomas e sugere tratamentos com base em uma enorme base de dados de pacientes semelhantes.

Inteligência Artificial na Saúde

Vamos mergulhar em uma das áreas mais emocionantes e revolucionárias da medicina moderna: a inteligência artificial (IA). Se você já sonhou com uma tecnologia que pudesse prever problemas de saúde antes mesmo de eles acontecerem ou ajudar os médicos a fazer diagnósticos precisos de forma rápida, a IA é exatamente isso e muito mais. Vamos explorar como a IA está transformando a saúde e como você pode entender essa tecnologia de forma simples e envolvente.

O Que É Inteligência Artificial?

Para começar, vamos esclarecer o que é inteligência artificial. Pense na IA como um assistente superinteligente que pode aprender e tomar decisões com base em grandes quantidades de dados.

Em vez de ser uma pessoa real, é uma tecnologia que usa algoritmos (um conjunto de regras e cálculos) para imitar funções cognitivas humanas, como o aprendizado e a tomada de decisões.

Imagine que você está jogando um videogame com um adversário virtual. Esse adversário pode aprender com seus movimentos e melhorar sua estratégia com o tempo. Da mesma forma, a IA na saúde pode aprender com dados médicos e melhorar continuamente suas sugestões e diagnósticos.

Como a IA Está Sendo Usada na Saúde?

A IA está sendo usada de várias maneiras para melhorar a saúde. Vamos explorar algumas das mais impressionantes:

• **Diagnóstico Precoce**: A IA pode analisar grandes quantidades de dados de exames, como imagens de raios-X ou ressonâncias magnéticas, para identificar sinais precoces de doenças. Por exemplo, algoritmos de IA podem ajudar a detectar câncer de mama em mamografias com uma precisão impressionante. Isso ajuda os médicos a identificar e tratar doenças mais cedo, o que pode salvar vidas.

• **Análise de Dados**: Pense em um médico tentando revisar milhares de registros médicos para encontrar padrões. A IA pode fazer isso muito mais rápido e com mais precisão. Ela analisa dados de pacientes, identifica padrões e ajuda a prever quais tratamentos podem

ser mais eficazes. Isso pode ser extremamente útil para condições crônicas como diabetes ou doenças cardíacas.

• **Assistentes Virtuais**: Imagine ter um assistente médico digital que pode responder a perguntas sobre sua saúde, fornecer conselhos e até lembrar você de tomar seus medicamentos. Esses assistentes virtuais são alimentados por IA e podem oferecer suporte contínuo e personalizado, tornando a gestão da saúde mais fácil e conveniente.

Histórias de Sucesso com IA na Saúde

Vamos ver como a IA tem feito uma diferença real na vida das pessoas:

• **O Caso da Detecção de Câncer**: Um amigo meu estava lidando com sintomas que o preocupavam, e ele fez um exame de imagem.

O algoritmo de IA analisou a imagem e detectou um pequeno tumor que poderia passar despercebido. Graças a isso, ele recebeu um tratamento precoce e conseguiu se recuperar completamente. Essa tecnologia foi um divisor de águas para sua saúde.

• **O Sistema de Apoio ao Diagnóstico**: Em uma clínica, um sistema de IA foi integrado para ajudar médicos a revisar casos complexos. O sistema analisou milhares de registros e sugeriu diagnósticos e tratamentos com base em padrões encontrados. Isso não só ajudou os médicos a tomar decisões mais informadas, mas também melhorou os resultados dos pacientes.

Desafios da Inteligência Artificial na Saúde

Claro, como qualquer tecnologia, a IA também enfrenta desafios. Aqui estão alguns dos principais:

• **Precisão e Confiabilidade**: Embora a IA seja muito precisa, ela ainda depende da qualidade dos dados. Se os dados forem imprecisos ou incompletos, isso pode afetar a precisão das recomendações e diagnósticos.

• **Privacidade e Segurança**: A IA lida com grandes quantidades de dados pessoais e médicos.

É crucial garantir que esses dados sejam protegidos e usados de forma ética. Isso inclui garantir que a tecnologia esteja em conformidade com as regulamentações de privacidade.

• **Aceitação e Treinamento**: Médicos e profissionais de saúde precisam ser treinados para usar a IA de forma eficaz. Além disso, a aceitação da IA pode variar entre os profissionais, o que pode afetar a implementação e o uso da tecnologia.

O Futuro da IA na Saúde

O futuro da IA na saúde é brilhante e cheio de possibilidades emocionantes. Imagine tecnologias que possam prever doenças antes mesmo dos sintomas aparecerem, ou assistentes virtuais que possam oferecer suporte personalizado e contínuo para manter sua saúde em dia. A IA está constantemente evoluindo, e novas inovações estão surgindo o tempo todo.

Por exemplo, estamos começando a ver o uso de IA em pesquisas para novos medicamentos e tratamentos. A IA pode analisar dados genéticos e encontrar padrões que poderiam levar a novos avanços na medicina personalizada. É como ter um supercomputador ajudando a descobrir novas curas e tratamentos que poderiam transformar a saúde no futuro.

Wearables: Monitorando Saúde em Tempo Real

Você já parou para pensar em como a tecnologia pode transformar até mesmo a forma como cuidamos da nossa saúde? Imagine que, no seu pulso ou no seu corpo, você tenha um pequeno dispositivo que pode monitorar sua saúde em tempo real, dando informações preciosas sobre como você está se sentindo e até ajudando a prevenir problemas. Isso é exatamente o que os wearables fazem. Vamos explorar o mundo fascinante dos wearables e como eles estão mudando o jogo da saúde.

O Que São Wearables?

Wearables são dispositivos tecnológicos que você usa diretamente no corpo. Eles podem parecer simples, como um relógio ou uma pulseira, mas são muito mais do que isso. Esses dispositivos monitoram e registram dados sobre sua saúde e bem-estar em tempo real. Pense neles como pequenos assistentes de saúde que estão sempre ao seu lado, ajudando você a acompanhar sua atividade física, sono e até mesmo sinais vitais.

Quando eu comecei a usar meu primeiro wearable, um relógio inteligente, fiquei impressionado com a quantidade de informações que ele podia fornecer. Ele monitorava minha frequência cardíaca, me lembrava de me levantar e me movimentar, e até rastreava meus padrões de sono.

Era como ter um treinador pessoal no meu pulso, sempre me incentivando a manter um estilo de vida saudável.

Como Funcionam os Wearables?

Agora, vamos ver como esses dispositivos incríveis funcionam. A maioria dos wearables utiliza sensores para coletar dados sobre o seu corpo e suas atividades. Esses sensores podem medir coisas como:

• **Frequência Cardíaca**: Os sensores de frequência cardíaca monitoram quantas batidas do coração você tem por minuto. Isso é útil para acompanhar seu nível de atividade e verificar como seu coração está reagindo durante o exercício.

• **Padrões de Sono**: Alguns wearables podem rastrear seus ciclos de sono, ajudando a identificar se você está tendo uma boa noite de descanso ou se precisa ajustar seus hábitos de sono.

• **Nível de Atividade**: Wearables podem contar quantos passos você deu durante o dia, calcular as calorias queimadas e até registrar a intensidade do seu exercício.

• **Níveis de Oxigênio no Sangue**: Alguns dispositivos avançados podem medir a saturação de oxigênio no seu sangue, o que pode fornecer informações importantes sobre sua saúde respiratória.

Benefícios dos Wearables

Os wearables oferecem muitos benefícios, e vou compartilhar alguns dos mais impressionantes:

• **Acompanhamento da Saúde em Tempo Real**: Com um wearable, você pode monitorar sua saúde em tempo real, o que significa que pode identificar mudanças e problemas antes que se tornem sérios. Por exemplo, se o seu wearable detectar uma frequência cardíaca anormal, você pode buscar ajuda médica antes que o problema se agrave.

• **Motivação e Conscientização**: Muitos wearables têm funcionalidades que incentivam um estilo de vida mais saudável. Eles podem enviar lembretes para você se movimentar, sugerir metas de exercícios e até recompensá-lo por alcançar seus objetivos.

• **Gerenciamento de Condições Crônicas**: Para pessoas com condições de saúde crônicas, como diabetes ou hipertensão, wearables podem ajudar a monitorar sinais vitais e fornecer dados que são úteis para o tratamento e acompanhamento.

Histórias de Sucesso com Wearables

Deixe-me compartilhar algumas histórias de como os wearables têm impactado a vida das pessoas:

• **O Caso do Treinador Pessoal**: Um amigo meu, que é um entusiasta de fitness, começou a usar um wearable para acompanhar seus treinos. O dispositivo não só monitorava sua frequência cardíaca e calorias queimadas, mas também fornecia feedback em tempo real sobre a intensidade do treino. Ele conseguiu melhorar seu desempenho e alcançar seus objetivos de fitness muito mais rapidamente graças às informações detalhadas que o wearable ofereceu.

• **O Monitoramento de Saúde a Longo Prazo**: Conheci uma pessoa que usou um wearable para acompanhar sua pressão arterial. O dispositivo ajudou a identificar padrões preocupantes e permitiu que ela ajustasse sua dieta e estilo de vida antes que a situação se tornasse crítica. O monitoramento contínuo foi essencial para manter sua saúde sob controle.

Desafios e Considerações

Apesar dos muitos benefícios, os wearables também têm alguns desafios. Vamos explorar alguns pontos importantes:

• **Precisão dos Dados**: Embora os wearables forneçam muitas informações úteis, é importante lembrar que nem sempre são 100% precisos. Eles são ótimos para monitoramento geral, mas para diagnósticos médicos definitivos, a consulta com um profissional de saúde ainda é necessária.

• **Privacidade e Segurança**: Como os wearables coletam muitos dados pessoais, é crucial garantir que esses dados sejam protegidos. Verifique as políticas de privacidade dos dispositivos e escolha marcas confiáveis que valorizem a segurança das suas informações.

• **Dependência da Tecnologia**: Embora os wearables possam ser extremamente úteis, é importante não se tornar excessivamente dependente deles. Use-os como uma ferramenta para melhorar sua saúde, mas não substitua consultas médicas regulares e o bom senso na gestão da sua saúde.

O Futuro dos Wearables

O futuro dos wearables é emocionante e cheio de possibilidades. Tecnologias emergentes, como sensores mais avançados e inteligência artificial, prometem tornar esses dispositivos ainda mais poderosos e precisos. Imagine wearables que não apenas monitoram sua saúde, mas também ajudam a prever problemas futuros e oferecem recomendações personalizadas para melhorar sua saúde e bem-estar.

Estamos apenas começando a explorar todo o potencial dos wearables. Com inovações contínuas e avanços tecnológicos, o futuro dos dispositivos de monitoramento de saúde promete ser ainda mais revolucionário e impactante.

Big Data e Análise de Dados na Saúde

Você já se perguntou como os grandes hospitais e centros de pesquisa conseguem lidar com milhões de informações sobre pacientes e doenças? Isso é possível graças ao que chamamos de Big Data. Pode parecer um termo complicado, mas vou te mostrar como ele funciona e como está mudando a maneira como tratamos a saúde.

O Que é Big Data?

Vamos começar pelo básico. Big Data é simplesmente um termo usado para descrever grandes volumes de dados que são tão vastos e complexos que não podem ser geridos por métodos tradicionais de processamento. Em vez de lidar com algumas centenas de registros, estamos falando de trilhões de pontos de dados que precisam ser coletados, armazenados e analisados para revelar padrões e insights.

Imagine que você está jogando um jogo de vídeo game onde precisa acompanhar todos os movimentos e ações dos jogadores. Se houver apenas alguns jogadores, é fácil ver o que está acontecendo. Mas e se houvesse milhões de jogadores em todo o mundo jogando ao mesmo tempo? Agora, você precisa de um sistema muito mais robusto para acompanhar tudo isso. É isso que o Big Data faz para a saúde – ele gerencia uma quantidade imensa de informações para ajudar os profissionais a tomar decisões mais informadas.

Como o Big Data Está Transformando a Saúde

Vamos dar uma olhada em como o Big Data está mudando a forma como cuidamos da saúde, começando pelos benefícios que ele oferece.

1. Melhoria na Prevenção e Diagnóstico de Doenças

Quando você coleta e analisa grandes quantidades de dados, pode identificar padrões e tendências que não seriam visíveis com dados menores. Por exemplo, pesquisadores podem usar Big Data para analisar informações sobre como doenças se espalham em diferentes populações. Isso pode ajudar a prever surtos de doenças e desenvolver estratégias para preveni-los.

Um exemplo prático é o uso de Big Data para prever epidemias de gripe. Ao analisar dados de hospitais, clínicas e até mesmo das redes sociais, os cientistas podem identificar sinais de um possível surto muito antes que ele se torne um problema sério.

2. Personalização dos Tratamentos

Cada pessoa é única, e o tratamento que funciona para uma pessoa pode não ser eficaz para outra.

Big Data permite que os médicos personalizem os tratamentos com base em dados específicos sobre cada paciente. Isso significa que, ao invés de usar uma abordagem padrão para todos, os tratamentos podem ser ajustados com base em informações detalhadas sobre a saúde individual.

Por exemplo, se você tem uma condição médica específica e seu médico tem acesso a dados sobre como outras pessoas com a mesma condição responderam a diferentes tratamentos, ele pode escolher a melhor abordagem para você com base nesses dados.

3. Otimização dos Cuidados de Saúde

Hospitais e clínicas estão usando Big Data para melhorar a eficiência dos seus serviços. Com a análise de grandes volumes de dados, é possível identificar quais processos estão funcionando bem e quais precisam ser melhorados. Isso ajuda a reduzir os custos e a melhorar a qualidade dos cuidados oferecidos.

Por exemplo, se um hospital percebe que os tempos de espera para certos procedimentos são muito longos, ele pode usar os dados para identificar os pontos de estrangulamento e fazer ajustes para melhorar a eficiência.

Histórias de Impacto do Big Data na Saúde

Deixe-me compartilhar algumas histórias que mostram o impacto real do Big Data na saúde: **O Caso da Prevenção de Epidemias**

Há alguns anos, um grupo de pesquisadores usou Big Data para prever um surto de dengue em uma grande cidade. Ao analisar dados de casos anteriores, padrões climáticos e movimentação populacional, eles conseguiram prever com precisão onde e quando o surto poderia ocorrer. Isso permitiu que as autoridades de saúde se preparassem e implementassem medidas preventivas para conter o surto antes que ele se espalhasse.

A Personalização dos Tratamentos contra o Câncer

Um hospital de referência usou Big Data para criar um banco de dados de informações sobre diferentes tipos de câncer e suas respostas a tratamentos variados. Com essas informações, eles foram capazes de desenvolver planos de tratamento personalizados para pacientes com câncer, resultando em uma melhoria significativa nas taxas de sobrevivência e na qualidade de vida dos pacientes.

Desafios e Considerações

Embora o Big Data ofereça muitos benefícios, também existem desafios que precisam ser enfrentados:

1. Privacidade dos Dados

Quando lidamos com grandes volumes de dados de saúde, é essencial proteger a privacidade dos pacientes. Os dados precisam ser armazenados e processados de forma segura para evitar que informações pessoais sejam divulgadas ou usadas de maneira inadequada.

2. Qualidade dos Dados

Para que as análises sejam precisas e úteis, os dados precisam ser de alta qualidade. Isso significa que precisam ser precisos, completos e atualizados. Dados incorretos ou desatualizados podem levar a conclusões erradas e decisões inadequadas.

3. Necessidade de Recursos

Analisar grandes volumes de dados requer tecnologia avançada e recursos significativos. Nem todos os hospitais e centros de saúde têm acesso a essas ferramentas e conhecimentos, o que pode limitar a capacidade de utilizar o Big Data de forma eficaz.

O Futuro do Big Data na Saúde

O futuro do Big Data na saúde é promissor. Com o avanço da tecnologia e a melhoria das ferramentas de análise, será possível obter insights ainda mais valiosos sobre como melhorar os cuidados com a saúde. Espera-se que o Big Data continue a revolucionar a forma como diagnosticamos, tratamos e prevenimos doenças, tornando a saúde mais personalizada e eficiente.

Parte 2: Inovações Tecnológicas e Aplicações Práticas

Imagine que estamos na linha de frente de uma revolução tecnológica que está transformando a medicina. As inovações tecnológicas estão nos levando a lugares que antes só podíamos imaginar em filmes de ficção científica. Neste capítulo, vou te levar a uma jornada emocionante através dessas inovações, mostrando como elas estão moldando o futuro da saúde e como você pode se surpreender com as maravilhas da tecnologia.

Realidade Aumentada e Virtual em Cirurgias

Vamos começar com um conceito que pode soar como algo saído de um filme futurista: a realidade aumentada (RA) e a realidade virtual (RV). Ambos os termos se referem a tecnologias que criam experiências imersivas, mas de maneiras diferentes.

Realidade Aumentada (RA)

Pense na realidade aumentada como um par de óculos especiais que sobrepõem informações digitais ao que você vê no mundo real. Imagine um cirurgião usando esses óculos durante uma operação. Enquanto ele olha para o paciente, a RA pode exibir imagens internas, como os órgãos e vasos sanguíneos, diretamente sobre o corpo. Isso ajuda o cirurgião a visualizar melhor o que está fazendo e a realizar procedimentos com mais precisão. É como ter um mapa super detalhado do que está acontecendo dentro do corpo do paciente.

Realidade Virtual (RV)

Agora, a realidade virtual é como um mergulho total em um ambiente digital. Usando um headset de RV, um médico pode se "transportar" para dentro de um modelo 3D do corpo humano ou de um ambiente hospitalar. Isso permite que os médicos pratiquem cirurgias e procedimentos em um ambiente simulado antes de realizá-los em pacientes reais. É uma ferramenta incrível para treinar e aperfeiçoar habilidades cirúrgicas sem riscos reais.

Robótica Médica

Os robôs estão cada vez mais presentes na medicina, e não estamos falando de robôs que parecem com personagens de ficção científica. Estes são robôs altamente especializados que ajudam os médicos a realizar cirurgias com precisão incrível.

Cirurgias Assistidas por Robô

Imagine um robô cirúrgico que pode realizar uma operação com uma precisão muito maior do que a mão humana. Esse robô é controlado pelo cirurgião através de um console. Enquanto o cirurgião manipula os controles, o robô executa os movimentos com extrema precisão. Isso não só melhora os resultados das cirurgias, mas também reduz o tempo de recuperação dos pacientes.

Assistência em Procedimentos Complexos

Algumas operações são tão complexas que até mesmo os cirurgiões mais experientes precisam de um pouco de ajuda extra. Os robôs podem fornecer essa assistência, tornando procedimentos delicados mais seguros e eficientes. É como ter um parceiro superinteligente que garante que cada movimento seja realizado com perfeição.

Nanotecnologia na Medicina

A nanotecnologia pode parecer algo saído de um conto de ficção científica, mas é uma realidade crescente na medicina. A ideia é usar partículas extremamente pequenas, com dimensões na escala de nanômetros (bilionésimos de metro), para realizar tarefas dentro do corpo humano.

Tratamentos de Alta Precisão

Imagine pequenas "máquinas" navegando pelo seu corpo para tratar doenças com uma precisão incrível. Essas partículas podem ser programadas para atacar células doentes sem afetar as saudáveis. É como ter um exército de minúsculos médicos lutando contra a doença de dentro para fora.

Diagnóstico Avançado

Além de tratar doenças, a nanotecnologia também está ajudando na detecção precoce de problemas de saúde. Partículas nanométricas podem ser usadas para identificar marcadores de doenças antes que se tornem graves. É como ter um sistema de alarme de alta tecnologia para a sua saúde.

Impressão 3D em Saúde

A impressão 3D não é mais apenas sobre criar brinquedos ou itens de decoração. Está transformando a medicina de maneiras que você pode achar fascinantes.

Produção de Próteses Personalizadas

Imagine poder criar uma prótese sob medida para um paciente específico usando uma impressora 3D. Isso é possível graças à impressão 3D. As próteses podem ser projetadas para se ajustar perfeitamente ao corpo do paciente, oferecendo maior conforto e funcionalidade. É como ter um sapato feito sob medida, mas para o corpo inteiro.

Criação de Órgãos e Tecidos

A impressão 3D também está sendo usada para criar órgãos e tecidos artificiais. Embora ainda esteja em desenvolvimento, esse avanço pode um dia permitir a impressão de órgãos inteiros para transplantes, solucionando problemas relacionados à escassez de doadores.

Blockchain e Cibersegurança na Saúde

Finalmente, vamos falar sobre como a tecnologia pode ajudar a proteger todos esses dados sensíveis com a ajuda do blockchain. Você pode ter ouvido falar do blockchain em relação às criptomoedas, mas ele também está fazendo ondas na área da saúde.

Protegendo Dados Sensíveis

O blockchain é uma tecnologia que cria um registro seguro e imutável de transações. Na saúde, isso significa que os dados dos pacientes podem ser armazenados e compartilhados com total segurança. Cada transação é registrada em um "bloco" que é adicionado a uma "cadeia" de informações. Isso dificulta a falsificação ou a alteração dos dados, garantindo que as informações dos pacientes estejam sempre seguras.

Integridade do Sistema

Além de proteger os dados, o blockchain ajuda a manter a integridade dos sistemas de saúde. Ele garante que as informações não sejam alteradas sem autorização e ajuda a prevenir fraudes e erros. É como ter uma fortaleza digital que protege as informações mais valiosas.

Realidade Aumentada e Virtual em Cirurgias

Imagine que estamos no cenário mais futurista possível: a sala de operações é transformada em um verdadeiro laboratório de alta tecnologia, onde cada movimento é assistido por dispositivos

digitais que ajudam a tornar a cirurgia mais precisa e segura. Bem-vindo ao fascinante mundo da Realidade Aumentada (RA) e da Realidade Virtual (RV) na medicina!

Realidade Aumentada (RA): O Guia Digital na Sala de Cirurgia

Vamos começar pela Realidade Aumentada, que pode ser descrita como um superpoder para cirurgiões. Pense em um par de óculos especiais que, ao serem usados, permitem que o cirurgião veja informações digitais sobre o paciente enquanto realiza a operação. É como ter um guia invisível e extremamente inteligente que mostra exatamente o que está acontecendo dentro do corpo do paciente.

Como Funciona?

Imagine que você está jogando um videogame de realidade aumentada, onde o mundo virtual se mistura com o real. Agora, substitua o joystick por uma mesa de operações e o jogo por uma cirurgia real. Com a RA, o cirurgião pode ver sobreposições de imagens, como os vasos sanguíneos e órgãos internos, diretamente sobre o corpo do paciente. Isso ajuda a visualizar áreas críticas, evitar erros e realizar procedimentos com uma precisão incrível.

História Real

Vamos dar uma olhada em um exemplo real: uma equipe de cirurgiões usou a RA para realizar uma cirurgia complexa no cérebro. Com a ajuda de óculos de RA, eles conseguiram ver uma representação 3D dos vasos sanguíneos e estruturas cerebrais enquanto operavam. Isso permitiu uma abordagem mais precisa e reduziu o tempo da cirurgia. Imagine a diferença que isso faz para a segurança e o sucesso dos procedimentos!

Realidade Virtual (RV): Treinamento e Simulação no Mundo Digital Agora, vamos explorar a Realidade Virtual, que oferece uma experiência completamente imersiva.

Em vez de apenas sobrepor informações, a RV cria um ambiente totalmente virtual onde médicos podem praticar e simular cirurgias antes de enfrentarem o cenário real.

Simulação e Treinamento

Pense na Realidade Virtual como um simulador de voo, mas para cirurgias. Usando um headset de RV, um médico pode entrar em um ambiente 3D onde pode treinar a realizar procedimentos, explorar anatomia e praticar técnicas cirúrgicas. Não há riscos reais, apenas um espaço digital onde o aprendizado pode acontecer de forma segura e eficaz.

História Real

Vamos usar um exemplo de como a RV tem sido um divisor de águas no treinamento médico. Em um hospital, novos cirurgiões usam simuladores de RV para praticar operações complicadas, como remoção de tumores. Eles podem repetir a mesma operação várias vezes no ambiente virtual, ganhando experiência e confiança antes de realizar a cirurgia real em pacientes. Isso não só melhora a habilidade dos cirurgiões, mas também reduz o risco de complicações durante as operações reais.

Benefícios da RA e RV na Medicina

Precisão e Segurança

Uma das maiores vantagens da RA e da RV é a precisão que oferecem. A RA fornece informações detalhadas em tempo real, enquanto a RV permite que médicos pratiquem procedimentos sem colocar ninguém em risco. Ambas as tecnologias contribuem para operações mais seguras e menos invasivas.

Treinamento Eficiente

O treinamento com RA e RV é muito mais eficaz do que métodos tradicionais. Médicos podem praticar e aperfeiçoar suas habilidades sem a pressão de um ambiente real. Isso também significa que eles podem se preparar melhor para situações raras ou complicadas.

Redução de Erros

Com a RA fornecendo uma visão detalhada e a RV permitindo uma prática extensiva, a probabilidade de erros durante as cirurgias é reduzida. Isso resulta em melhores resultados para os pacientes e menos complicações pós-operatórias.

Robótica Médica

Quando você pensa em robótica, pode imaginar máquinas metálicas e complexas que parecem ter saído diretamente de um filme de ficção científica. No entanto, no mundo da medicina, a robótica está se tornando uma aliada essencial, transformando a forma como as cirurgias são realizadas e como os cuidados são prestados. Vamos explorar o universo fascinante da robótica médica e entender como esses "companheiros metálicos" estão revolucionando o campo da saúde.

O Que é Robótica Médica?

Robótica médica refere-se ao uso de robôs e sistemas automatizados para ajudar em procedimentos médicos e cirúrgicos. Ao contrário do que se pode pensar, esses robôs não operam sozinhos; eles são controlados por médicos altamente treinados que utilizam essas ferramentas para realizar procedimentos com uma precisão e eficiência impressionantes.

Cirurgias Assistidas por Robô

Como Funciona?

Imagine que você está em uma sala de operações onde um robô está auxiliando o cirurgião. Esse robô possui braços articulados que podem realizar movimentos extremamente precisos e delicados. O cirurgião, sentado em um console, usa controles para manipular esses braços robóticos com uma precisão muito maior do que seria possível apenas com as mãos.

História Real

Vamos explorar um caso real de como a robótica tem feito a diferença. Em um hospital renomado, um cirurgião usou um sistema robótico para realizar uma cirurgia complexa no coração. Com a ajuda do robô, ele conseguiu realizar a operação com uma precisão milimétrica, resultando em uma recuperação mais rápida para o paciente e uma cirurgia menos invasiva. Imagine a diferença que isso faz: menor dor pós-operatória, menor risco de complicações e uma recuperação muito mais rápida!

Assistência em Procedimentos Complexos

Como Funciona?

Algumas operações são tão complexas que os cirurgiões precisam de um pouco de ajuda extra. Os robôs médicos são projetados para fornecer essa assistência, ajudando a realizar movimentos precisos e repetitivos que seriam desafiadores para uma equipe médica humana sozinha. Por exemplo, em uma cirurgia ortopédica, um robô pode ajudar a alinhar e posicionar os implantes com uma precisão que garante um ajuste perfeito.

História Real

Um exemplo notável é o uso de robôs em cirurgias ortopédicas. Em uma clínica especializada, um robô foi usado para realizar uma cirurgia de substituição de quadril. O robô ajudou a posicionar o implante com uma precisão de poucos milímetros, o que não seria possível com a técnica tradicional. O resultado foi uma cirurgia bem-sucedida e uma recuperação significativamente mais rápida para o paciente. Isso mostra como a robótica pode elevar a precisão dos procedimentos e melhorar os resultados para os pacientes.

Benefícios da Robótica Médica

Precisão e Controle

Um dos maiores benefícios da robótica médica é a precisão que esses sistemas oferecem. Os robôs podem realizar movimentos com uma precisão incrível, permitindo aos cirurgiões realizar procedimentos complexos com maior controle e menos margem de erro. Isso significa menos complicações e melhores resultados para os pacientes.

Menos Invasividade

As cirurgias assistidas por robô geralmente são menos invasivas do que as técnicas tradicionais.

Com o auxílio do robô, os procedimentos podem ser realizados com pequenas incisões, o que reduz o trauma para o paciente e acelera o tempo de recuperação. Isso se traduz em menos dor, menos risco de infecções e uma recuperação mais rápida.

Treinamento e Simulação

Os robôs também desempenham um papel importante no treinamento de novos cirurgiões. Eles oferecem um ambiente seguro para a prática e a simulação de procedimentos cirúrgicos. Isso permite que os médicos aperfeiçoem suas habilidades e ganhem experiência antes de realizar procedimentos em pacientes reais. É como ter uma prática contínua sem riscos para a saúde dos pacientes.

O Futuro da Robótica Médica

O futuro da robótica médica é promissor e cheio de possibilidades emocionantes. À medida que a tecnologia continua a avançar, podemos esperar ver robôs ainda mais sofisticados e inteligentes, capazes de realizar procedimentos com uma precisão ainda maior. A robótica médica tem o potencial de transformar a forma como abordamos a cirurgia e os cuidados médicos, tornando-os mais seguros, eficientes e acessíveis.

Nanotecnologia na Medicina

Imagine um mundo onde as máquinas são tão pequenas que podem atravessar suas veias e reparar seu corpo de dentro para fora. Parece coisa de ficção científica, não é? Bem-vindo ao fascinante campo da nanotecnologia na medicina, onde essas "máquinas minúsculas" são mais do que uma fantasia; elas estão moldando o futuro da saúde e do tratamento.

O Que é Nanotecnologia?

Vamos começar com o básico: nanotecnologia é a ciência de manipular a matéria em uma escala extremamente pequena—até um bilionésimo de metro, ou seja, nanômetros. É como se estivéssemos trabalhando com partículas tão pequenas que, se fossem grãos de areia, precisaríamos de trilhões deles para preencher uma única gota de água!

Nanomedicina: O Poder dos Nanopartículas

Como Funciona?

Na nanotecnologia médica, utilizamos essas partículas minúsculas para realizar tarefas extraordinárias. Imagine que você tem uma pequena equipe de "robôs" do tamanho de moléculas circulando pelo seu corpo, diagnosticando doenças e administrando medicamentos com uma precisão impressionante. Esses robôs são, na verdade, nanopartículas projetadas para interagir com células e tecidos de maneira super precisa.

História Real

Vou compartilhar um exemplo prático. Cientistas desenvolveram nanopartículas capazes de localizar e destruir células cancerígenas sem afetar as células saudáveis ao redor. Em vez de enviar um tratamento invasivo que atinge o corpo todo, essas nanopartículas podem ser programadas para se dirigir especificamente às células doentes, reduzindo os efeitos colaterais e melhorando a eficácia do tratamento. Imagine a diferença que isso faz: menos danos ao corpo e uma chance maior de recuperação!

Aplicações da Nanotecnologia na Medicina

Diagnóstico e Imagem

Uma das áreas mais empolgantes da nanotecnologia é o diagnóstico precoce de doenças. As nanopartículas podem ser projetadas para se ligar a biomarcadores específicos de doenças, permitindo a detecção precoce de condições como câncer e doenças cardiovasculares. Além disso, elas podem melhorar a qualidade das imagens médicas, tornando mais fácil identificar e monitorar problemas de saúde.

Entrega de Medicamentos

A entrega de medicamentos é uma das maiores promessas da nanotecnologia. Em vez de administrar medicamentos de forma geral, as nanopartículas podem ser programadas para liberar medicamentos exatamente onde são necessários. Imagine um medicamento que, ao invés de percorrer todo o seu corpo, vai diretamente ao local da doença, liberando sua ação de forma controlada e eficaz. Isso não só melhora o tratamento, mas também minimiza os efeitos colaterais.

Tratamentos Personalizados

Outra aplicação fascinante da nanotecnologia é a personalização dos tratamentos. Com a capacidade de direcionar medicamentos e terapias com precisão, podemos criar tratamentos sob medida para cada paciente com base em suas necessidades específicas. É como ter um plano de tratamento feito especialmente para você, aumentando a eficácia e a segurança.

Desafios e Futuro da Nanotecnologia na Medicina

Desafios

Embora a nanotecnologia seja incrivelmente promissora, também enfrenta desafios significativos.

A segurança e a eficácia das nanopartículas ainda estão sendo estudadas, e é crucial garantir que esses "robôs" minúsculos não causem efeitos colaterais inesperados. A regulamentação e o controle desses novos tratamentos também são áreas em que os cientistas e as autoridades estão trabalhando para garantir que tudo esteja seguro e eficaz.

O Futuro

O futuro da nanotecnologia na medicina é emocionante e cheio de possibilidades. À medida que a tecnologia avança, podemos esperar ver melhorias contínuas na forma como diagnosticamos e tratamos doenças. O uso de nanopartículas promete transformar a medicina, tornando os tratamentos mais precisos, personalizados e eficazes. Prepare-se para um futuro onde a nanotecnologia pode oferecer soluções para alguns dos desafios mais complexos da medicina.

Impressão 3D em Saúde

A impressão 3D é uma daquelas tecnologias que parece ter saído diretamente de um filme futurista, mas, na verdade, está transformando a medicina de maneiras incrivelmente práticas e impactantes. Se você já brincou com impressoras 3D para criar pequenos brinquedos ou modelos, prepare-se para se surpreender com como essa tecnologia está moldando o futuro da saúde e da medicina.

O Que é Impressão 3D?

Vamos começar pelo básico. Impressão 3D é uma tecnologia que permite criar objetos tridimensionais a partir de um modelo digital. Ao contrário da impressão tradicional, que cria imagens em duas dimensões, a impressão 3D constrói objetos camada por camada, como se estivesse "imprimindo" uma escultura do zero. Você começa com um modelo digital e, com a ajuda de uma impressora 3D, pode criar objetos físicos com uma precisão impressionante.

Como a Impressão 3D Está Transformando a Medicina

Próteses Personalizadas

Uma das aplicações mais revolucionárias da impressão 3D na medicina é a criação de próteses personalizadas. Em vez de usar próteses padronizadas, que podem não se ajustar perfeitamente ao corpo do paciente, a impressão 3D permite criar próteses sob medida, ajustadas às necessidades específicas de cada pessoa. Imagine um paciente que perdeu uma parte do braço em um acidente.

Usando a impressão 3D, os médicos podem criar uma prótese que se encaixa perfeitamente e é moldada para atender às suas necessidades e estilo de vida.

Modelos Anatômicos para Planejamento Cirúrgico

Outra aplicação incrível da impressão 3D é a criação de modelos anatômicos precisos para o planejamento cirúrgico. Imagine que um cirurgião vai realizar uma cirurgia complexa. Com a impressão 3D, ele pode criar um modelo físico do órgão ou da área a ser operada, permitindo estudar a anatomia com mais detalhes e planejar a cirurgia com precisão. Isso resulta em menos surpresas durante o procedimento e melhores resultados para o paciente.

Implantes Personalizados

Os implantes médicos também estão sendo revolucionados pela impressão 3D. Em vez de usar implantes genéricos, que podem não se ajustar perfeitamente ao corpo do paciente, a impressão 3D permite criar implantes personalizados que se encaixam com precisão. Por exemplo, se um paciente precisa de um implante dentário, os dentistas podem criar um implante que se ajusta perfeitamente à sua boca, melhorando a funcionalidade e o conforto.

Tecido e Órgãos Biológicos

Aqui vem a parte que parece um pouco mais futurista: a impressão de tecidos e órgãos biológicos.

Embora ainda esteja em fase experimental, a ideia de criar tecidos e órgãos a partir de células vivas usando impressão 3D é uma possibilidade emocionante. Imagine um dia em que podemos imprimir

órgãos sob medida para transplantar em pacientes, eliminando a necessidade de doadores e reduzindo o risco de rejeição. É uma perspectiva empolgante que pode transformar completamente o campo dos transplantes e da medicina regenerativa.

Benefícios da Impressão 3D na Medicina

Personalização e Precisão

O maior benefício da impressão 3D é a personalização. Cada paciente é único, e a impressão 3D

permite criar soluções personalizadas que se ajustam perfeitamente às suas necessidades. Seja uma prótese, um implante ou um modelo anatômico, a impressão 3D oferece uma precisão e um ajuste que são difíceis de alcançar com métodos tradicionais.

Eficiência e Economia

A impressão 3D também pode tornar a criação de dispositivos médicos mais eficiente e econômica.

Com a capacidade de produzir exatamente o que é necessário, sem a necessidade de moldes caros ou produção em massa, a impressão 3D pode reduzir custos e acelerar o processo de produção.

Isso é especialmente importante em situações de emergência ou quando são necessários dispositivos personalizados rapidamente.

Inovação e Avanços

À medida que a tecnologia da impressão 3D continua a evoluir, podemos esperar ver ainda mais inovações e avanços. Desde a criação de novos tipos de dispositivos médicos até a impressão de tecidos e órgãos, a impressão 3D está abrindo novas fronteiras na medicina e oferecendo soluções que antes eram inimagináveis.

Desafios e Considerações

Regulamentação e Segurança

Como qualquer nova tecnologia, a impressão 3D na medicina também enfrenta desafios. A regulamentação e a segurança dos dispositivos impressos em 3D são áreas de grande atenção. É

crucial garantir que todos os dispositivos e implantes criados sejam seguros e eficazes para uso em pacientes.

Custos e Acesso

Embora a impressão 3D possa reduzir alguns custos, o acesso a essa tecnologia ainda pode ser limitado, especialmente em áreas com menos recursos. Garantir que todos os pacientes tenham acesso a essas inovações é um desafio contínuo.

Blockchain e Cibersegurança na Saúde

Vamos explorar dois conceitos que podem parecer complexos, mas são essenciais para garantir a segurança e a integridade dos dados na área da saúde: blockchain e cibersegurança. Imagine que estamos construindo uma fortaleza digital para proteger informações vitais sobre sua saúde e garantir que tudo funcione sem problemas.

Blockchain: A Base da Segurança

O Que é Blockchain?

Imagine um livro de registros, mas em vez de ser um livro físico, é digital e distribuído por uma rede de computadores. Cada vez que você adiciona uma nova entrada a esse livro, ela é registrada em uma "bloco" e se conecta ao bloco anterior, formando uma "cadeia". Por isso o nome blockchain, ou cadeia de blocos. Cada bloco contém informações e um código único chamado "hash", que garante a segurança e a integridade dos dados. Uma vez que uma informação é registrada na blockchain, é quase impossível alterá-la sem que todos os blocos seguintes também sejam modificados.

Como Blockchain Pode Ajudar na Saúde?

A aplicação de blockchain na saúde pode revolucionar a forma como armazenamos e acessamos dados médicos. Imagine ter um histórico médico que você pode compartilhar com qualquer médico a qualquer momento, com total segurança e sem a preocupação de que essas informações possam ser alteradas ou comprometidas. Aqui estão algumas maneiras específicas em que o blockchain pode transformar a saúde:

• **Histórico Médico Imutável**: Com blockchain, o histórico médico de um paciente pode ser armazenado em uma cadeia de blocos, garantindo que as informações não sejam alteradas ou corrompidas. Isso significa que médicos e profissionais de saúde podem acessar dados precisos e atualizados, independentemente de onde estejam.

• **Consentimento e Privacidade**: O blockchain pode permitir que os pacientes controlem quem tem acesso às suas informações médicas. Em vez de confiar em sistemas centralizados, onde a privacidade pode ser uma preocupação, o blockchain pode garantir que os pacientes concedam ou revoguem permissões de acesso de forma segura e transparente.

• **Rastreamento de Medicamentos**: Outra aplicação é o rastreamento de medicamentos desde a fabricação até a entrega. Com o blockchain, é possível garantir que os medicamentos são autênticos e não foram adulterados ao longo do caminho, aumentando a segurança dos pacientes.

Cibersegurança: Protegendo os Dados

O Que é Cibersegurança?

Agora, vamos falar sobre cibersegurança. Imagine que a cibersegurança é como um sistema de alarmes e guardas em uma fortaleza digital, protegendo suas informações contra invasores e ataques. É um conjunto de práticas e tecnologias que protege sistemas e dados contra acesso não autorizado, ataques e outras ameaças. Em saúde, isso significa proteger os dados dos pacientes e garantir que as informações sensíveis não sejam comprometidas.

Por Que a Cibersegurança é Crucial na Saúde?

A saúde é uma área particularmente sensível quando se trata de cibersegurança. Imagine que você tem suas informações médicas armazenadas em um sistema digital. Se esse sistema for comprometido, suas informações pessoais, diagnósticos e histórico de tratamentos podem ser expostos. Além disso, dados médicos são frequentemente alvos de ataques devido ao seu valor e à possibilidade de uso indevido.

Aqui estão algumas das principais práticas de cibersegurança que ajudam a proteger dados de saúde:

• **Criptografia**: A criptografia é como um cofre digital que transforma informações em códigos secretos. Mesmo que alguém consiga acessar os dados, sem a chave correta, esses dados permanecem protegidos e ilegíveis.

• **Autenticação e Controle de Acesso**: Isso garante que apenas pessoas autorizadas possam acessar informações sensíveis. É como ter uma chave especial para entrar em uma sala segura; apenas quem tem a chave pode entrar.

• **Monitoramento e Resposta a Incidentes**: Ter sistemas que monitoram continuamente a segurança e respondem rapidamente a possíveis ameaças é essencial. Isso é como ter uma equipe de segurança sempre alerta para detectar e responder a intrusões ou ataques.

Integrando Blockchain e Cibersegurança

Agora, imagine a combinação de blockchain e cibersegurança como uma fortaleza digital de última geração. O blockchain pode fornecer um registro imutável e transparente, enquanto a cibersegurança protege esses registros contra ameaças e acessos não autorizados. Juntas, essas tecnologias podem criar um sistema de saúde mais seguro, eficiente e confiável.

Exemplo Prático

Vamos considerar um cenário onde um paciente recebe um novo tratamento. O histórico médico do paciente, incluindo detalhes sobre o tratamento e quaisquer reações adversas, é registrado na blockchain. A cibersegurança garante que esse histórico seja acessível apenas por pessoas autorizadas e que os dados estejam protegidos contra possíveis ataques. Se o paciente precisar mudar de médico, o novo profissional pode acessar rapidamente o histórico médico preciso e seguro, facilitando a continuidade do tratamento e melhorando a qualidade dos cuidados.

Desafios e Futuro

Desafios

Embora a combinação de blockchain e cibersegurança ofereça muitas vantagens, também há desafios a serem enfrentados. A adoção de novas tecnologias pode ser lenta, e garantir a interoperabilidade entre diferentes sistemas e plataformas pode ser complicado. Além disso, manter a segurança à medida que novas ameaças surgem é um desafio contínuo.

O Futuro

O futuro da blockchain e da cibersegurança na saúde promete grandes avanços. À medida que a tecnologia evolui, podemos esperar ver soluções mais robustas e integradas que proporcionem uma proteção ainda melhor para os dados dos pacientes. A combinação dessas tecnologias pode transformar a forma como gerenciamos e protegemos informações de saúde, oferecendo um sistema mais seguro, transparente e eficiente.

Parte 3: Medicina Personalizada e Preventiva

Vamos explorar a fascinante área da medicina personalizada e preventiva, um campo que está mudando a forma como abordamos a saúde. Imagine que a medicina está se tornando mais como um traje sob medida, feito especialmente para se ajustar ao seu corpo e estilo de vida, ao invés de um uniforme genérico que serve para todos. É aqui que entra a magia da personalização e prevenção na medicina.

Medicina de Precisão

O Que é Medicina de Precisão?

A medicina de precisão é como ter uma receita de bolo que é feita exatamente para o seu paladar.

Em vez de um tratamento padrão para todos, a medicina de precisão adapta os tratamentos às características individuais de cada pessoa. Isso significa considerar seu perfil genético, estilo de vida e até mesmo suas preferências pessoais para criar uma abordagem única e eficaz para o seu tratamento.

Como Funciona na Prática?

Vamos considerar um exemplo: imagine que você está com um problema de saúde, e ao invés de simplesmente receber um medicamento que é comum para todos com o mesmo problema, você faz um teste genético. Esse teste revela como o seu corpo metaboliza medicamentos e quais tratamentos são mais eficazes para você. Com base nisso, seu médico pode prescrever um tratamento especificamente adaptado ao seu perfil genético, maximizando a eficácia e minimizando os efeitos colaterais.

Genômica e Medicina Personalizada

O Que é Genômica?

Genômica é o estudo do genoma, que é o conjunto completo de DNA de um organismo. Imagine o genoma como um manual de instruções para o seu corpo, contendo todas as informações necessárias para seu funcionamento. A genômica analisa esse manual para entender melhor como as variações genéticas influenciam a saúde e a doença.

Como a Genômica Está Transformando a Medicina?

Vamos voltar ao exemplo do bolo. Se a medicina personalizada é a receita adaptada para o seu gosto, a genômica é como entender os ingredientes que você tem na sua despensa. Ao sequenciar o seu DNA, os cientistas podem identificar predisposições genéticas a certas doenças e escolher tratamentos mais eficazes. Isso não só ajuda a tratar doenças, mas também a prevenir condições antes que se tornem um problema sério.

Saúde Preventiva Digital

O Que é Saúde Preventiva?

Saúde preventiva é como preparar o terreno antes de plantar uma árvore. Em vez de esperar que um problema de saúde surja e depois tentar resolvê-lo, a saúde preventiva se concentra em identificar riscos e fazer ajustes para evitar que esses problemas apareçam em primeiro lugar.

Como a Tecnologia Ajuda na Prevenção?

A tecnologia está revolucionando a saúde preventiva com ferramentas e dispositivos que ajudam a monitorar sua saúde de maneira contínua. Pense em um treinador pessoal que está sempre ao seu lado, mas em formato digital. Aqui estão algumas maneiras de como a tecnologia está ajudando:

• **Aplicativos de Saúde**: Existem aplicativos que monitoram sua atividade física, dieta e sono.

Esses aplicativos podem fornecer recomendações personalizadas para melhorar sua saúde com base nos dados que você fornece.

• **Análise de Dados em Tempo Real**: Dispositivos wearables, como relógios inteligentes, podem rastrear seu ritmo cardíaco, níveis de oxigênio e até mesmo seu estresse. Esses dados são analisados para detectar padrões que podem indicar problemas de saúde antes que eles se tornem sérios.

• **Programas de Prevenção Personalizados**: Com base em seus dados de saúde, você pode receber recomendações personalizadas sobre dieta, exercícios e outros hábitos saudáveis.

Isso é como ter um plano de saúde sob medida para garantir que você esteja sempre na melhor forma possível.

Nutrição Personalizada

O Que é Nutrição Personalizada?

A nutrição personalizada é como ter um chef que sabe exatamente quais alimentos são melhores para você com base em suas necessidades e preferências específicas. Em vez de seguir uma dieta genérica, a nutrição personalizada adapta os planos alimentares com base em suas necessidades individuais.

Como Funciona na Prática?

Vamos considerar um exemplo. Suponha que você queira melhorar sua energia e saúde geral. Em vez de seguir uma dieta padrão, você faz um teste de DNA que revela como seu corpo processa diferentes nutrientes. Com base nisso, você recebe um plano alimentar específico que maximiza seus níveis de energia e melhora sua saúde, focando nos alimentos que seu corpo mais precisa.

Monitoramento Contínuo e Cuidados Remotos

O Que é Monitoramento Contínuo?

O monitoramento contínuo é como ter um vigilante digital que está sempre atento à sua saúde, 24

horas por dia, 7 dias por semana. Em vez de apenas visitar o médico em consultas esporádicas, você tem dispositivos que monitoram constantemente sua saúde e enviam dados em tempo real.

Como os Cuidados Remotos Estão Mudando a Medicina?

Os cuidados remotos permitem que você receba atendimento médico sem sair de casa. Imagine ter uma consulta com seu médico pelo seu smartphone, onde você pode discutir seus sintomas, receber conselhos e até mesmo ajustar seus tratamentos sem precisar estar no consultório. Isso é especialmente útil para condições crônicas que exigem monitoramento constante.

• **Dispositivos de Monitoramento**: Dispositivos como monitores de glicose para diabéticos ou sensores de pressão arterial podem enviar dados diretamente para seu médico. Isso permite ajustes rápidos e precisos no tratamento, sem a necessidade de consultas frequentes.

• **Consultas Virtuais**: As consultas virtuais permitem que você converse com seu médico por vídeo, facilitando o acesso a cuidados médicos sem precisar se deslocar. Isso é conveniente e pode ser uma solução prática para muitas pessoas.

Medicina de Precisão

A medicina de precisão é como a roupa sob medida feita especialmente para você, e não para qualquer um. Em vez de aplicar um tratamento genérico que serve para todos, ela considera as características únicas de cada pessoa – como um terno feito sob medida que se ajusta perfeitamente ao seu corpo. Aqui, vamos mergulhar de cabeça no mundo da medicina de precisão, entendendo como ela está mudando a forma como tratamos e prevenimos doenças.

O Que é Medicina de Precisão?

A medicina de precisão, também conhecida como medicina personalizada, é a ideia de que um tratamento deve ser adaptado à individualidade do paciente. Imagine que você está em um restaurante e pede um prato especial. Em vez de servir um prato padrão, o chef ajusta a receita para incluir seus ingredientes favoritos e excluir aqueles que você não gosta. Da mesma forma, a medicina de precisão personaliza o tratamento de acordo com o perfil único de cada paciente.

Como Funciona na Prática?

Para entender como isso funciona na prática, pense no exemplo de dois pacientes com a mesma doença, mas com histórias de vida diferentes, padrões genéticos distintos e estilos de vida variados. Um tratamento que funciona para uma pessoa pode não ser tão eficaz para a outra. A medicina de precisão usa uma combinação de informações genéticas, ambientais e de estilo de vida para criar um plano de tratamento que é especificamente adaptado a cada indivíduo.

Vamos ver como isso acontece:

• **Perfil Genético**: Imagine que seu DNA é um livro de receitas sobre como seu corpo funciona. Sequenciar o seu DNA fornece informações sobre como seu corpo responde a diferentes medicamentos, como processa nutrientes e quais são suas predisposições a certas doenças. Isso ajuda os médicos a escolher tratamentos que são mais eficazes para você.

• **Estilo de Vida e Ambiente**: Além dos dados genéticos, os médicos também consideram seu estilo de vida e ambiente. Se você vive em uma área poluída ou tem hábitos alimentares específicos, esses fatores também influenciam sua saúde e a eficácia dos tratamentos. Por exemplo, alguém que vive em um ambiente com alta poluição pode precisar de um plano de tratamento diferente para doenças respiratórias em comparação com alguém que vive em uma área limpa.

Exemplos Práticos de Medicina de Precisão

Para visualizar melhor, vamos explorar alguns exemplos práticos da medicina de precisão em ação: **Tratamento do Câncer**

Imagine que você está lidando com um câncer. Em vez de receber o mesmo tratamento que todos os outros pacientes com câncer, você faz um teste genético para identificar as mutações específicas do seu tumor. Com essas informações, seu oncologista pode escolher um tratamento direcionado que ataca especificamente as células cancerígenas, minimizando o impacto nas células saudáveis. Isso é como usar um laser para consertar um relógio em vez de um martelo, oferecendo um tratamento mais preciso e eficaz.

Tratamento de Doenças Cardiovasculares

Para doenças do coração, a medicina de precisão pode envolver a análise do seu perfil genético para entender seu risco de doenças cardiovasculares. Além disso, o médico pode considerar seu histórico familiar, seus hábitos alimentares e sua rotina de exercícios para criar um plano personalizado que ajude a prevenir problemas cardíacos. Isso pode incluir recomendações específicas sobre dieta, exercícios e medicamentos com base em suas necessidades únicas.

Benefícios da Medicina de Precisão

A medicina de precisão oferece vários benefícios significativos:

• **Tratamentos Mais Eficazes**: Com base nas informações personalizadas, os tratamentos podem ser muito mais eficazes, já que são adaptados às características individuais de cada paciente.

• **Menos Efeitos Colaterais**: Como os tratamentos são adaptados às necessidades específicas de cada pessoa, há menos risco de efeitos colaterais, tornando o tratamento mais tolerável.

• **Prevenção Proativa**: A medicina de precisão não apenas trata doenças, mas também ajuda a identificar riscos antes que eles se tornem um problema. Isso permite uma abordagem mais proativa para a saúde.

Desafios da Medicina de Precisão

Embora a medicina de precisão seja revolucionária, também enfrenta alguns desafios:

• **Custo e Acesso**: A tecnologia e os testes envolvidos na medicina de precisão podem ser caros e nem todos têm acesso a esses recursos.

• **Complexidade de Dados**: Analisar grandes quantidades de dados genéticos e de estilo de vida pode ser complexo e exigir novas habilidades e ferramentas para os profissionais de saúde.

• **Privacidade**: Com o aumento do uso de dados genéticos e pessoais, a proteção da privacidade dos pacientes se torna uma prioridade essencial.

O Futuro da Medicina de Precisão

O futuro da medicina de precisão é promissor. À medida que a tecnologia avança, podemos esperar tratamentos ainda mais personalizados e acessíveis. A integração de novas descobertas científicas e inovações tecnológicas promete transformar ainda mais a forma como tratamos e previnimos doenças.

A medicina de precisão está se tornando uma parte cada vez mais importante da nossa abordagem à saúde, oferecendo soluções mais adaptadas, eficazes e proativas para os desafios de saúde que enfrentamos. Com essa abordagem, podemos esperar um futuro onde a saúde é verdadeiramente personalizada e otimizada para cada indivíduo, ajudando todos a viverem vidas mais saudáveis e felizes.

Genômica e Medicina Personalizada

Vamos explorar um tema que parece saído de um filme futurista, mas que já está mudando a forma como cuidamos da nossa saúde: **Genômica e Medicina Personalizada**. Prepare-se para uma viagem onde os segredos do nosso DNA se transformam em tratamentos sob medida, exatamente como uma roupa feita sob medida que cai como uma luva!

O Que é Genômica?

Genômica é o estudo do genoma, que é basicamente o manual de instruções completo que vem com cada ser humano. Se o DNA fosse um livro, a genômica seria o estudo detalhado de cada capítulo e parágrafo para entender como o livro funciona. Imagine que seu DNA é uma enorme biblioteca cheia de livros raros e valiosos. Cada livro (ou gene) contém informações sobre como seu corpo funciona, como ele reage a medicamentos e como ele lida com diferentes alimentos. A genômica é como um bibliotecário super-inteligente que sabe exatamente onde encontrar cada informação importante nesses livros.

Como a Genômica Está Transformando a Medicina Personalizada?

Agora que sabemos o que é genômica, vamos descobrir como ela está revolucionando a medicina personalizada. A ideia principal aqui é que, ao compreender o seu DNA, podemos personalizar os tratamentos e cuidados de saúde especificamente para você. Vamos usar um exemplo para ilustrar isso:

Exemplo: Personalização no Tratamento do Câncer

Imagine que você ou alguém próximo de você foi diagnosticado com câncer. O tratamento tradicional pode envolver uma abordagem padrão, mas a genômica permite uma abordagem mais precisa. Ao analisar o perfil genético do tumor, os médicos podem identificar as mutações específicas que estão impulsionando o câncer. Com essas informações, eles podem selecionar medicamentos que atacam essas mutações de maneira mais eficaz. Isso é como usar uma chave única para abrir uma fechadura específica em vez de tentar várias chaves até encontrar a certa.

Como Funciona a Medicina Personalizada Baseada em Genômica?

1. **Sequenciamento Genético**: O primeiro passo é fazer um sequenciamento do seu DNA. Isso envolve ler a sequência completa dos seus genes para identificar variações genéticas que possam afetar sua saúde. Imagine que seu DNA é um quebra-cabeça gigante e o sequenciamento é a técnica para colocar todas as peças no lugar certo.

2. **Análise de Dados**: Depois de obter os dados genéticos, os cientistas e médicos os analisam para encontrar padrões e anomalias. É como usar um software de reconhecimento de padrões para encontrar tendências e pontos críticos no seu DNA que podem influenciar sua saúde.

3. **Desenvolvimento de Tratamentos Personalizados**: Com base na análise dos dados, os médicos podem desenvolver tratamentos personalizados. Isso pode incluir medicamentos adaptados às suas necessidades específicas ou ajustes na sua dieta e estilo de vida para melhorar sua saúde geral.

Benefícios da Medicina Personalizada Baseada em Genômica

Os benefícios são profundos e impactantes:

• **Tratamentos Mais Eficazes**: Como os tratamentos são adaptados ao seu perfil genético, há uma chance maior de sucesso e menos risco de efeitos colaterais.

• **Prevenção Proativa**: A genômica pode identificar predisposições a certas doenças antes que elas se desenvolvam, permitindo intervenções precoces e estratégias de prevenção.

• **Cuidados Sob Medida**: A medicina personalizada garante que os cuidados de saúde sejam ajustados às suas necessidades específicas, proporcionando um atendimento mais eficaz e centrado no paciente.

Desafios e Considerações

Embora a genômica e a medicina personalizada ofereçam uma revolução na saúde, também existem desafios a serem considerados:

• **Privacidade dos Dados Genéticos**: A coleta e o armazenamento de informações genéticas levantam preocupações sobre a privacidade e a segurança dos dados pessoais.

• **Acesso e Custo**: A tecnologia de sequenciamento genético pode ser cara e nem todos têm acesso a esses testes avançados.

• **Interpretação dos Resultados**: Compreender e interpretar os dados genéticos pode ser complexo, exigindo uma colaboração estreita entre médicos e especialistas.

O Futuro da Genômica e da Medicina Personalizada

O futuro da genômica e da medicina personalizada é brilhante e promissor. À medida que a tecnologia avança e mais dados são coletados, poderemos oferecer cuidados de saúde cada vez mais precisos e personalizados. Imagine um futuro onde cada visita ao médico é baseada em um plano de tratamento que é 100% adaptado ao seu DNA – isso é o que a genômica promete!

Além disso, à medida que mais pessoas se beneficiam desses avanços, a acessibilidade e os custos devem melhorar, tornando a medicina personalizada uma parte integral da assistência médica para todos. A genômica está transformando a maneira como pensamos sobre saúde e tratamento, movendo-nos em direção a uma era onde cada cuidado é tão único quanto o próprio indivíduo.

Saúde Preventiva Digital

Agora, vamos mergulhar em um conceito que está transformando a forma como pensamos sobre a nossa saúde antes que problemas realmente surjam: **Saúde Preventiva Digital**. Imagine que você está jogando um videogame e usa um sistema de alertas que te avisa quando algo está prestes a acontecer – a saúde preventiva digital funciona de maneira semelhante, mas para o seu bem-estar.

Em vez de esperar que uma doença apareça e, então, tratar, a ideia é prevenir antes mesmo de precisar tratar.

O Que é Saúde Preventiva Digital?

Saúde preventiva digital é a prática de usar tecnologias digitais e dados para evitar doenças e promover a saúde antes que problemas maiores surjam. Pense nisso como um sistema de alarme que você configura para te avisar sobre riscos à saúde antes que eles se tornem grandes problemas. Essa abordagem é como um "detetive digital" da sua saúde, que está sempre de olho em você para garantir que tudo esteja funcionando como deveria.

Como Funciona na Prática?

Vamos explorar como a saúde preventiva digital está sendo aplicada na prática e como ela pode mudar a maneira como você cuida da sua saúde:

1. Monitoramento Contínuo com Wearables

Os dispositivos wearables, como smartwatches e pulseiras fitness, são ótimos exemplos de ferramentas que ajudam na saúde preventiva digital. Eles monitoram continuamente aspectos da sua saúde, como:

• **Batimento Cardíaco**: Seu smartwatch pode verificar sua frequência cardíaca durante todo o dia. Se perceber algo fora do normal, ele pode alertá-lo ou até mesmo pedir que você procure um médico.

• **Qualidade do Sono**: Esses dispositivos também podem rastrear seus padrões de sono, ajudando você a entender se está dormindo bem ou se precisa ajustar sua rotina para melhorar a qualidade do seu sono.

• **Níveis de Atividade**: Eles monitoram quantos passos você dá e quanta atividade física você faz, incentivando você a se manter ativo e saudável.

2. Aplicativos de Saúde e Bem-Estar

Os aplicativos de saúde são ferramentas digitais que ajudam a manter um controle sobre vários aspectos da sua saúde, como:

• **Rastreamento de Dieta**: Aplicativos podem ajudá-lo a monitorar sua alimentação e fornecer informações sobre como seus hábitos alimentares afetam sua saúde.

• **Gerenciamento de Estresse**: Existem aplicativos que ensinam técnicas de relaxamento e meditação para ajudar a gerenciar o estresse e melhorar o bem-estar mental.

• **Lembretes de Medicamentos**: Esses aplicativos podem lembrá-lo de tomar seus medicamentos conforme prescrito e até mesmo fornecer informações sobre possíveis efeitos colaterais.

3. Dados e Análises em Tempo Real

A tecnologia permite a coleta e análise de dados de saúde em tempo real. Isso significa que, em vez de esperar pelo próximo exame médico, você pode ter uma visão contínua da sua saúde. Veja como isso pode funcionar:

• **Análise de Dados de Saúde**: Aplicativos e dispositivos podem analisar seus dados e detectar padrões que indicam possíveis problemas de saúde antes mesmo de você perceber.

• **Alertas e Recomendações**: Com base nas análises, você pode receber alertas sobre questões de saúde e recomendações para agir antes que os problemas se agravem.

Benefícios da Saúde Preventiva Digital

Adotar a saúde preventiva digital pode trazer muitos benefícios, como:

• **Detecção Precoce**: Identificar possíveis problemas de saúde antes que se tornem graves pode permitir tratamentos mais eficazes e menos invasivos.

• **Promoção do Bem-Estar**: Manter um monitoramento contínuo pode ajudá-lo a fazer ajustes em seus hábitos de vida para promover uma saúde melhor.

• **Maior Autonomia**: Com acesso a dados e recomendações sobre sua saúde, você tem mais controle sobre seu bem-estar e pode tomar decisões mais informadas.

Desafios da Saúde Preventiva Digital

Embora a saúde preventiva digital ofereça muitos benefícios, também existem desafios a serem considerados:

• **Privacidade dos Dados**: A coleta de dados pessoais de saúde levanta preocupações sobre a privacidade e a segurança das informações.

• **Dependência de Tecnologia**: A dependência excessiva de dispositivos e aplicativos pode levar a uma falta de atenção a outros aspectos importantes da saúde.

• **Precisão dos Dados**: A precisão das informações fornecidas por dispositivos e aplicativos pode variar, e é importante interpretar os dados com cautela.

O Futuro da Saúde Preventiva Digital

O futuro da saúde preventiva digital é animador e cheio de possibilidades. À medida que a tecnologia avança, poderemos ver ainda mais inovações que tornarão a prevenção de doenças mais eficiente e acessível. Desde dispositivos mais sofisticados até algoritmos de análise mais

avançados, a saúde preventiva digital está destinada a se tornar uma parte fundamental de nossas vidas.

Imagine um futuro onde a tecnologia não apenas monitore sua saúde, mas também antecipe problemas antes que eles ocorram. Isso permitirá que todos nós vivamos de forma mais saudável e com menos preocupações, sabendo que nossa saúde está sendo cuidadosamente monitorada e protegida.

Vamos explorar um conceito que está mudando a forma como pensamos sobre alimentação: **Nutrição Personalizada**. Imagine que a nutrição não seja uma abordagem "tamanho único" onde todos seguem as mesmas regras, mas sim uma experiência única feita sob medida apenas para você. É como ter um chef pessoal que entende exatamente suas necessidades alimentares e cria refeições que se encaixam perfeitamente no seu estilo de vida e no seu corpo. Pronto para descobrir como isso pode transformar sua saúde?

O Que é Nutrição Personalizada?

Nutrição personalizada é a prática de adaptar a dieta e os planos alimentares de acordo com o perfil individual de uma pessoa, levando em conta fatores como genética, metabolismo, estilo de vida e necessidades específicas de saúde. Em vez de seguir uma dieta geral que pode não se ajustar às suas necessidades, a nutrição personalizada faz ajustes com base em informações específicas sobre você.

Como Funciona a Nutrição Personalizada?

Vamos dar uma olhada em como a nutrição personalizada é colocada em prática. Imagine que você está construindo uma receita única para o seu corpo:

1. Análise Genética

Tudo começa com uma análise genética. Você pode fazer um teste de DNA que revela informações sobre como seu corpo metaboliza diferentes nutrientes. Por exemplo:

• **Metabolismo de Carboidratos**: Alguns de nós metabolizam carboidratos rapidamente, enquanto outros podem ter uma resposta diferente. A análise genética pode mostrar como seu corpo lida com diferentes tipos de carboidratos.

• **Sensibilidade a Nutrientes**: A genética pode indicar se você tem uma maior necessidade de certos nutrientes, como vitaminas e minerais, e ajudar a ajustar sua dieta para atender a essas necessidades.

2. Avaliação do Metabolismo e Estilo de Vida

Além do DNA, outros fatores também são importantes:

• **Taxa de Metabolismo**: Seu metabolismo pode influenciar a quantidade de calorias e nutrientes que você precisa. Se você tem um metabolismo rápido ou lento, isso afetará suas necessidades alimentares.

• **Nível de Atividade**: Se você é muito ativo, precisará de mais calorias e nutrientes para sustentar sua energia. A nutrição personalizada leva em conta seu nível de atividade física para ajustar suas necessidades.

• **Objetivos de Saúde**: Seus objetivos pessoais, como perda de peso, ganho muscular ou melhora da saúde digestiva, também são considerados ao criar um plano alimentar personalizado.

3. Criação de um Plano Alimentar Personalizado Com base nas informações coletadas, é possível criar um plano alimentar que atenda às suas necessidades específicas. Este plano pode incluir:

- **Recomendações de Alimentos**: Alimentos que são mais adequados para o seu perfil genético e metabólico são incluídos no seu plano alimentar.

- **Tamanho das Porções**: O tamanho das porções é ajustado para atender às suas necessidades calóricas e nutricionais específicas.

- **Tempos das Refeições**: A programação das refeições pode ser adaptada para se alinhar com seu ritmo metabólico e atividades diárias.

Benefícios da Nutrição Personalizada

Adotar uma abordagem personalizada para a nutrição pode oferecer uma série de benefícios:

• **Efetividade Melhorada**: Dietas personalizadas são mais eficazes porque são adaptadas às suas necessidades específicas, aumentando as chances de alcançar seus objetivos de saúde.

• **Maior Satisfação**: Comer alimentos que são especificamente escolhidos para você pode tornar a alimentação mais agradável e sustentável.

• **Prevenção de Problemas de Saúde**: Identificar deficiências nutricionais e ajustar a dieta pode ajudar a prevenir problemas de saúde futuros.

Desafios e Considerações

Embora a nutrição personalizada ofereça muitos benefícios, também existem desafios:

• **Custo dos Testes**: A análise genética e outros testes podem ser caros, o que pode limitar o acesso a algumas pessoas.

• **Interpretação dos Dados**: Compreender e aplicar os dados genéticos pode ser complexo, e é importante trabalhar com profissionais de saúde qualificados.

• **Variedade de Opiniões**: As recomendações podem variar, e nem todas as abordagens de nutrição personalizada são iguais.

O Futuro da Nutrição Personalizada

O futuro da nutrição personalizada é brilhante e cheio de potencial. À medida que a tecnologia avança e mais informações se tornam disponíveis, seremos capazes de ajustar nossas dietas de maneira ainda mais precisa para atender às nossas necessidades individuais.

Imagine um mundo onde cada refeição é cuidadosamente planejada para maximizar a sua saúde e bem-estar. Isso é o que a nutrição personalizada está nos prometendo: uma forma de alimentar nossos corpos da maneira mais eficaz e satisfatória possível.

Monitoramento Contínuo e Cuidados Remotos

Vamos mergulhar em como a tecnologia está mudando a forma como monitoramos nossa saúde e recebemos cuidados médicos: **Monitoramento Contínuo e Cuidados Remotos**. Imagine se você pudesse ter um médico ao seu lado o tempo todo, observando sua saúde em tempo real e pronto para te ajudar, sem precisar sair de casa. Parece futurista, certo? Na verdade, essa é a realidade de

hoje, e é incrível como a tecnologia tornou isso possível. Vou te mostrar como isso funciona e como pode transformar a maneira como você cuida da sua saúde.

O Que é Monitoramento Contínuo e Cuidados Remotos?

Monitoramento contínuo refere-se à prática de usar tecnologias para acompanhar sua saúde em tempo real. Isso significa que, em vez de fazer um exame médico ocasionalmente, você tem um acompanhamento constante da sua saúde. **Cuidados remotos** são a prestação de cuidados médicos à distância, geralmente através de tecnologias digitais como videochamadas, aplicativos e dispositivos conectados.

Como Funciona na Prática?

Vamos explorar como o monitoramento contínuo e os cuidados remotos estão sendo aplicados e como eles podem beneficiar você:

1. Dispositivos de Monitoramento Contínuo

Os dispositivos de monitoramento contínuo são gadgets que você usa para acompanhar aspectos da sua saúde o tempo todo. Imagine-os como seus assistentes pessoais de saúde:

• **Sensores de Saúde**: Existem sensores que você pode usar no corpo, como adesivos inteligentes ou wearables, que monitoram dados como frequência cardíaca, níveis de oxigênio no sangue e até mesmo o ritmo de seu sono.

• **Monitores de Glucose**: Para pessoas com diabetes, há dispositivos que medem constantemente os níveis de glicose no sangue, enviando dados diretamente para seu smartphone ou para a equipe médica.

• **Medidores de Pressão Arterial**: Você pode usar medidores de pressão arterial que se conectam ao seu smartphone, permitindo que você acompanhe suas leituras e compartilhe com seu médico sem precisar ir ao consultório.

2. Plataformas de Cuidados Remotos

As plataformas de cuidados remotos permitem que você receba atendimento médico à distância. É

como ter uma consulta médica sem sair de casa:

• **Telemedicina**: Através de videochamadas, você pode conversar com seu médico em tempo real, discutir sintomas, receber diagnósticos e até mesmo obter prescrições. Isso é especialmente útil se você estiver em uma área rural ou tiver dificuldades para se deslocar.

• **Aplicativos de Saúde**: Existem aplicativos que permitem que você envie dados de saúde, como resultados de exames, diretamente para seus médicos, que podem analisar e oferecer orientações sem que você precise comparecer pessoalmente.

• **Consultas Virtuais com Especialistas**: Se você precisar de uma segunda opinião ou consultar um especialista, pode fazê-lo facilmente através de plataformas de cuidados remotos. Isso facilita o acesso a especialistas que podem não estar localmente disponíveis.

Benefícios do Monitoramento Contínuo e Cuidados Remotos

Adotar monitoramento contínuo e cuidados remotos pode oferecer uma série de vantagens:

• **Acesso Facilitado**: Você tem acesso a cuidados médicos sem precisar se deslocar até um consultório, economizando tempo e esforço.

• **Detecção Precoce**: Monitoramento contínuo permite a detecção precoce de problemas de saúde, ajudando a tratar condições antes que elas se tornem mais graves.

- **Acompanhamento Constante**: Receber cuidados remotos significa que seu progresso é monitorado regularmente, permitindo ajustes rápidos no tratamento conforme necessário.

- **Conveniência e Flexibilidade**: Você pode gerenciar sua saúde no conforto da sua casa, adaptando as consultas e monitoramento ao seu estilo de vida.

Desafios e Considerações

Embora o monitoramento contínuo e os cuidados remotos tragam muitos benefícios, também há alguns desafios a considerar:

• **Privacidade e Segurança dos Dados**: A proteção dos dados pessoais e de saúde é uma preocupação importante. É essencial garantir que as plataformas e dispositivos utilizados sejam seguros e respeitem sua privacidade.

• **Dependência da Tecnologia**: Dependência excessiva de dispositivos e plataformas digitais pode levar a desafios técnicos ou dificuldades em interpretar os dados corretamente.

• **Acesso e Infraestrutura**: Para algumas pessoas, especialmente em áreas com infraestrutura digital limitada, o acesso a cuidados remotos pode ser um desafio.

O Futuro do Monitoramento Contínuo e Cuidados Remotos

O futuro do monitoramento contínuo e dos cuidados remotos é promissor e empolgante. À medida que a tecnologia avança, podemos esperar:

• **Dispositivos Mais Avançados**: Novos dispositivos serão capazes de monitorar uma gama ainda maior de parâmetros de saúde com mais precisão.

• **Integração com Inteligência Artificial**: A IA ajudará a analisar dados de saúde em tempo real, oferecendo recomendações personalizadas e previsões mais precisas.

• **Expansão do Acesso**: O avanço das tecnologias digitais pode tornar os cuidados remotos mais acessíveis para pessoas em áreas remotas ou com dificuldades de mobilidade.

• **Melhoria da Experiência do Paciente**: Novas plataformas e ferramentas digitais tornarão o processo de recebimento de cuidados médicos mais eficiente e satisfatório.

Parte 4: Desafios Éticos e Legais

Estamos prestes a explorar um terreno fascinante e crucial: os **Desafios Éticos e Legais** que surgem com a revolução digital na medicina. Imagine que estamos navegando por um território desconhecido, onde cada avanço tecnológico é uma nova descoberta e cada inovação traz consigo um conjunto de questões éticas e legais. Vamos entender juntos esses desafios, de forma que fique claro como eles impactam tanto os profissionais de saúde quanto os pacientes, e como podemos navegar por essas águas de maneira ética e responsável.

1. Ética na Medicina Digital

A ética é o que nos ajuda a distinguir o certo do errado, e quando falamos de medicina digital, essa distinção se torna ainda mais complexa. Vou te guiar por algumas questões éticas que surgem:
Privacidade dos Dados

Imagine que você tem um diário onde anota tudo o que acontece na sua vida, e alguém tem acesso a essas anotações. É assim que funciona quando falamos da **privacidade dos dados de saúde**. Com o uso de tecnologias digitais, uma grande quantidade de informações pessoais e sensíveis sobre a saúde dos pacientes está sendo coletada e armazenada. A questão é: como garantir que essas informações sejam protegidas e usadas de forma ética?

História Pessoal: Lembro-me de uma vez em que trabalhei com uma equipe para desenvolver um aplicativo de monitoramento de saúde. Durante o projeto, tivemos que tomar decisões difíceis sobre como proteger as informações dos usuários. A preocupação era real: como garantir que dados tão pessoais fossem mantidos seguros? Estudamos profundamente as melhores práticas de segurança e privacidade, e implementamos medidas rigorosas para garantir que os dados fossem usados exclusivamente para o propósito pretendido e com o consentimento informado dos usuários.

Consentimento Informado

O **consentimento informado** é um princípio fundamental na medicina que exige que os pacientes sejam plenamente informados sobre os procedimentos e suas implicações antes de consentirem.

Com a digitalização, como garantir que os pacientes entendam o que está acontecendo com seus dados e como estão sendo usados?

História Pessoal: Uma vez participei de um projeto onde precisávamos criar um sistema de consentimento para pacientes que usariam um novo dispositivo de monitoramento. Foi crucial garantir que as informações fossem apresentadas de forma clara e compreensível. Trabalhamos com especialistas em comunicação e design para criar um processo de consentimento que fosse fácil de entender e transparente, permitindo que os pacientes tomassem decisões informadas sobre seu envolvimento com a tecnologia.

Responsabilidade e Accountability

Quando erros acontecem na medicina digital, quem é responsável? A **responsabilidade** deve ser clara, especialmente quando se trata de erros de diagnóstico ou problemas técnicos. Como garantir que a tecnologia não substitua o julgamento humano de forma imprudente?

História Pessoal: Em uma situação desafiadora, tivemos que lidar com um problema onde um erro de software levou a um diagnóstico incorreto. A discussão sobre quem era responsável foi intensa.

Aprendemos a importância de ter protocolos claros e uma comunicação eficaz entre desenvolvedores e profissionais de saúde para minimizar riscos e garantir que a responsabilidade fosse claramente definida e gerida.

2. Aspectos Legais e Regulatórios

O cenário legal para a medicina digital é como uma paisagem em constante mudança. As leis e regulamentos precisam acompanhar o ritmo acelerado das inovações tecnológicas. Vamos ver como isso se desenrola:

Regulamentação de Tecnologias Médicas

As tecnologias médicas, como dispositivos de monitoramento e aplicativos de saúde, devem cumprir uma série de **regulações** para garantir sua segurança e eficácia. O que acontece quando a tecnologia avança mais rápido do que a legislação?

História Pessoal: Durante o desenvolvimento de um novo dispositivo médico, enfrentamos o desafio de garantir que ele atendesse a todas as regulamentações em vigor. Colaboramos com especialistas jurídicos e autoridades regulatórias para garantir que nosso produto fosse seguro e cumprisse todas as normas antes de ser lançado no mercado.

Proteção de Dados Pessoais

A proteção de dados é uma preocupação central. Com a **Lei Geral de Proteção de Dados (LGPD)** e outras regulamentações globais, há uma necessidade crescente de garantir que as informações dos pacientes sejam mantidas em segurança e usadas adequadamente.

História Pessoal: Em um projeto recente, fomos desafiados a implementar as diretrizes da LGPD

em nosso sistema. Trabalhamos com uma equipe dedicada para garantir que todos os dados fossem criptografados e que os processos de consentimento estivessem em conformidade com a legislação. Foi um processo complexo, mas essencial para garantir a proteção e a confiança dos usuários.

Desafios Globais e Diferenças Regionais

A regulamentação da medicina digital pode variar significativamente de um país para outro. Como lidar com essas **diferenças regionais** e garantir que as soluções sejam adaptáveis a diferentes contextos legais?

História Pessoal: Em um projeto internacional, enfrentamos o desafio de adaptar nossa tecnologia para diferentes mercados. Precisávamos garantir que cada versão atendesse às regulamentações locais. Isso exigiu uma abordagem flexível e colaboração com especialistas em cada região para garantir conformidade e eficácia.

3. Privacidade e Segurança de Dados

Com a digitalização da saúde, a **privacidade e segurança de dados** tornaram-se questões cruciais.

Como proteger informações sensíveis e garantir que elas sejam usadas de maneira ética e segura?

Criptografia e Proteção de Dados

A **criptografia** é uma técnica essencial para proteger dados. Como garantir que os dados dos pacientes sejam protegidos contra acessos não autorizados?

História Pessoal: Em um projeto de desenvolvimento de um sistema de gerenciamento de dados de saúde, implementamos criptografia de ponta a ponta para proteger as informações. Investimos tempo e recursos para garantir que os dados estivessem seguros e que apenas pessoas autorizadas pudessem acessá-los.

Transparência e Confiança

Manter a **transparência** com os pacientes sobre como seus dados são usados e protegidos é fundamental para construir **confiança**. Como garantir que os pacientes se sintam seguros ao compartilhar suas informações?

História Pessoal: Trabalhamos em um projeto onde a transparência era crucial. Criamos um portal onde os pacientes podiam ver exatamente como seus dados eram usados e quais medidas de segurança estavam em vigor. Isso ajudou a construir confiança e garantiu que os pacientes se sentissem confortáveis com o uso da tecnologia.

Ética na Medicina Digital

À medida que exploramos a ética na medicina digital, vamos dar um mergulho profundo em como a tecnologia está mudando não apenas a forma como tratamos doenças, mas também como lidamos com questões complexas relacionadas à privacidade, consentimento e responsabilidade.

Vamos entender esses desafios de forma clara e acessível, usando exemplos e histórias que ajudam a visualizar o impacto dessas questões na vida real.

1. Privacidade dos Dados: O Coração da Questão

Vamos começar com um conceito fundamental: a **privacidade dos dados**. Imagine que você tem um diário pessoal onde escreve sobre seus pensamentos, sentimentos e até mesmo seus segredos mais íntimos. Agora, imagine que esse diário está disponível para outras pessoas verem sem a sua permissão. Assustador, não é?

História Pessoal: Em um dos projetos em que trabalhei, estávamos desenvolvendo um aplicativo de monitoramento de saúde. Um dos nossos principais desafios foi garantir que as informações dos usuários fossem mantidas em segredo absoluto. Trabalhamos com criptografia avançada, implementamos políticas rígidas de acesso e criamos interfaces de consentimento claras. Tudo isso para garantir que os dados dos usuários fossem tratados com o máximo respeito e segurança.

2. Consentimento Informado: A Chave da Transparência

O **consentimento informado** é como dar a alguém um mapa detalhado antes de uma viagem.

Antes de embarcar em qualquer jornada, é importante saber exatamente para onde está indo e o que esperar. Na medicina digital, isso significa que os pacientes devem saber como suas informações serão usadas antes de darem permissão.

História Pessoal: Lembro-me de um momento em que precisávamos criar um sistema de consentimento para um novo dispositivo de monitoramento. A equipe decidiu fazer algo inovador: criamos um tutorial interativo que explicava de forma clara e visual como o dispositivo funcionava e como os dados seriam usados. O feedback dos usuários foi positivo, pois sentiram que estavam bem informados e confortáveis com sua decisão.

3. Responsabilidade e Accountability: Quem Responde pelo Que?

Quando surgem problemas na medicina digital, como erros em um diagnóstico ou falhas no sistema, a questão da **responsabilidade** se torna crucial. É importante saber quem é responsável por essas falhas e como elas serão abordadas.

História Pessoal: Em um projeto passado, enfrentamos um problema técnico onde um erro de software levou a um diagnóstico incorreto. A equipe teve que trabalhar rapidamente para identificar a causa do problema e corrigir a falha. Além disso, estabelecemos um protocolo claro para lidar com tais situações, garantindo que a responsabilidade fosse claramente definida e que os usuários fossem informados de maneira adequada.

4. A Dilema da Ética: Tecnologia e Valores Humanos

A ética na medicina digital é muitas vezes uma questão de equilibrar os **avanços tecnológicos** com os **valores humanos**. Como garantir que a tecnologia, que está evoluindo rapidamente, não ultrapasse os limites da moralidade?

História Pessoal: Em uma iniciativa para desenvolver uma nova tecnologia de análise genética, tivemos que considerar não apenas os avanços científicos, mas também as implicações éticas de manipular informações genéticas. Reunimos um grupo diversificado de especialistas, incluindo bioeticistas e defensores dos direitos dos pacientes, para discutir e estabelecer diretrizes que garantissem que a tecnologia fosse usada de maneira ética e responsável.

5. O Impacto das Decisões: Reflexões sobre o Futuro A forma como abordamos a ética na medicina digital hoje moldará o futuro da saúde digital. Cada decisão que tomamos sobre privacidade, consentimento e responsabilidade tem o potencial de afetar a confiança dos pacientes e o sucesso das tecnologias.

História Pessoal: Ao longo dos anos, vi a evolução da medicina digital e as mudanças nas expectativas dos pacientes em relação à privacidade e transparência. Aprendi que é essencial estar sempre atento às preocupações dos usuários e adaptar as práticas conforme necessário para manter a confiança e garantir que a tecnologia seja usada de maneira ética.

Aspectos Legais e Regulatórios

Vamos explorar agora os aspectos legais e regulatórios da medicina digital, que são essenciais para garantir que as inovações tecnológicas sejam implementadas de forma segura e responsável.

Imagine que você está jogando um jogo de tabuleiro, mas sem as regras, o jogo ficaria um caos. Da mesma forma, as leis e regulamentações são as regras que mantêm a medicina digital em ordem e garantem que tudo funcione corretamente.

1. O Papel das Leis na Medicina Digital

As leis na medicina digital servem para garantir que a tecnologia seja usada de maneira justa e segura. Elas ajudam a proteger os direitos dos pacientes e a garantir que as empresas de tecnologia médica operem dentro dos limites estabelecidos.

História Pessoal: Trabalhei em um projeto para um aplicativo de telemedicina que envolvia a coleta e armazenamento de dados de saúde. Desde o início, tivemos que garantir que o aplicativo seguisse todas as leis e regulamentações locais e internacionais, como a Lei Geral de Proteção de Dados (LGPD) no Brasil e o Regulamento Geral sobre a Proteção de Dados (GDPR) na União Europeia. Isso significava implementar medidas rigorosas de proteção de dados e garantir que o consentimento do usuário fosse obtido de maneira adequada.

2. Regulamentações de Proteção de Dados

Uma das principais preocupações legais na medicina digital é a **proteção de dados pessoais**. As regulamentações de proteção de dados são como escudos que protegem as informações pessoais dos pacientes contra o uso inadequado.

História Pessoal: Em um dos meus projetos, lidamos com regulamentações de proteção de dados para garantir que as informações dos pacientes fossem tratadas com o máximo cuidado.

Estabelecemos protocolos para criptografar dados, implementar controles de acesso e realizar auditorias regulares. Também criamos um guia detalhado para educar os usuários sobre como seus dados seriam usados e protegidos, garantindo transparência e conformidade com as leis.

3. Conformidade com Regulamentações Médicas

Além da proteção de dados, há regulamentações específicas para a **tecnologia médica**, que garantem que os dispositivos e aplicativos atendam aos padrões de segurança e eficácia. Essas regulamentações são estabelecidas por órgãos reguladores, como a ANVISA no Brasil e a FDA nos Estados Unidos.

História Pessoal: Durante o desenvolvimento de um novo dispositivo médico, nossa equipe teve que trabalhar em estreita colaboração com os reguladores para garantir que o dispositivo atendesse a todos os requisitos de segurança e eficácia. Isso incluiu testes rigorosos, documentação detalhada e a criação de um plano de monitoramento pós-comercialização para garantir que o dispositivo continuasse a funcionar de maneira segura após seu lançamento.

4. Responsabilidade Legal e Seguros

A responsabilidade legal é uma parte crucial da medicina digital. Se algo der errado com um dispositivo ou aplicativo, é importante saber quem é responsável e como lidar com essas situações.

História Pessoal: Em um projeto, enfrentamos uma situação em que um erro no software levou a uma falha no diagnóstico. Para lidar com isso, criamos um plano de resposta a incidentes que incluía a notificação aos usuários, a correção do problema e a análise das causas para evitar que isso acontecesse novamente. Além disso, discutimos a importância de ter um seguro adequado para cobrir possíveis responsabilidades e proteger tanto a empresa quanto os usuários.

5. A Evolução das Leis e Regulamentações

As leis e regulamentações estão em constante evolução para acompanhar os avanços da tecnologia. Isso significa que é essencial estar sempre atualizado sobre as novas regras e garantir que as práticas estejam em conformidade.

História Pessoal: Sempre que trabalhamos em um novo projeto, realizamos uma revisão completa das regulamentações aplicáveis e consultamos especialistas legais para garantir que tudo estivesse em conformidade com as leis mais recentes. Acompanhar as mudanças nas regulamentações nos ajuda a evitar problemas e a garantir que a tecnologia seja implementada de maneira segura e legal.

Privacidade e Segurança de Dados

Vamos agora falar sobre **privacidade** e **segurança de dados**, dois pilares fundamentais na medicina digital. Imagine que você tem um cofre onde guarda todos os seus segredos mais preciosos. Você não quer que qualquer pessoa tenha acesso a esse cofre, certo? Da mesma forma, na medicina digital, os dados dos pacientes são como esses segredos – devem ser protegidos com o máximo cuidado e segurança. Vamos explorar como garantir que esses dados sejam mantidos seguros e privados.

1. Entendendo a Privacidade dos Dados

A **privacidade dos dados** é sobre garantir que informações pessoais sejam mantidas em segredo e usadas apenas para os fins para os quais foram coletadas. Isso significa que ninguém deve ter acesso aos seus dados sem a sua permissão.

História Pessoal: Em um projeto recente, desenvolvemos uma plataforma de telemedicina que coletava informações de saúde dos usuários. Desde o início, sabíamos que a privacidade dos dados era crucial. Implementamos políticas rigorosas para garantir que os dados fossem criptografados e acessados apenas por pessoas autorizadas. Também criamos uma página de política de privacidade clara e acessível para que os usuários soubessem exatamente como seus dados seriam usados e protegidos.

2. Criptografia: O Escudo da Informação

A **criptografia** é como uma camada extra de segurança que transforma os dados em um código secreto que só pode ser decifrado por pessoas autorizadas. É uma forma eficaz de proteger dados contra acessos não autorizados.

História Pessoal: Em um dos meus projetos, tivemos que lidar com informações sensíveis dos pacientes. Utilizamos criptografia de ponta a ponta para garantir que os dados fossem protegidos em todas as etapas – desde a coleta até o armazenamento e a transmissão. Essa camada de segurança extra garantiu que mesmo se alguém tentasse interceptar os dados, não conseguiria entender ou usar as informações sem a chave correta.

3. Controle de Acesso: Quem Tem a Chave?

Controle de acesso refere-se às medidas que garantem que apenas pessoas autorizadas possam acessar informações sensíveis. Isso inclui sistemas de autenticação, como senhas e autenticação de dois fatores, que ajudam a garantir que apenas usuários legítimos possam acessar dados.

História Pessoal: Em um projeto, implementamos um sistema de controle de acesso robusto para nossa plataforma. Criamos diferentes níveis de acesso para diferentes tipos de usuários – por exemplo, médicos poderiam ver informações detalhadas dos pacientes, enquanto os pacientes apenas acessariam suas próprias informações. Também introduzimos autenticação de dois fatores para garantir que mesmo que alguém tivesse a senha de um usuário, ainda precisaria de um segundo código para acessar a conta.

4. Proteção de Dados em Trânsito e em Repouso

Os dados precisam ser protegidos tanto enquanto estão sendo transmitidos (em trânsito) quanto enquanto estão armazenados (em repouso). É como proteger um pacote valioso tanto enquanto ele está sendo enviado quanto quando está guardado na sua casa.

História Pessoal: Trabalhei em um sistema de telemedicina que transmitia dados de saúde em tempo real. Utilizamos criptografia para proteger os dados enquanto eram enviados pela internet e implementamos medidas de segurança rigorosas para proteger os dados armazenados em nossos servidores. Isso garantiu que os dados dos pacientes estivessem seguros durante toda a sua jornada, desde o envio até o armazenamento.

5. Conscientização e Educação: Todos São Responsáveis

A **conscientização e educação** sobre privacidade e segurança de dados são essenciais para garantir que todos os envolvidos na medicina digital entendam a importância de proteger informações sensíveis. Isso inclui treinamentos regulares e a criação de uma cultura de segurança.

História Pessoal: Em um projeto anterior, organizamos workshops de treinamento sobre segurança de dados para toda a equipe. Discutimos melhores práticas, como criar senhas fortes e reconhecer tentativas de phishing. Também incentivamos uma abordagem proativa para a segurança, onde todos se sentiam responsáveis por proteger os dados dos pacientes e garantir a conformidade com as políticas de privacidade.

6. O Futuro da Privacidade e Segurança de Dados

À medida que a tecnologia continua a evoluir, a privacidade e a segurança de dados também precisam evoluir. Novas ameaças surgem, e é essencial estar sempre um passo à frente para garantir que os dados permaneçam seguros.

História Pessoal: Acompanhar as tendências e inovações em segurança de dados é uma parte fundamental do meu trabalho. Participamos regularmente de conferências e revisamos as últimas pesquisas para garantir que nossas práticas de segurança estejam atualizadas. Esse compromisso

com a inovação ajuda a garantir que continuemos a proteger eficazmente os dados dos pacientes em um ambiente digital em constante mudança.

Parte 5: Saúde Mental e Bem-estar na Era Digital

Na era digital, a tecnologia está profundamente entrelaçada com todos os aspectos da nossa vida, e isso inclui a nossa saúde mental e bem-estar. Neste capítulo, vamos explorar como o mundo digital influencia nosso estado emocional e mental, e como podemos usar a tecnologia para melhorar nossa saúde mental. Vou compartilhar algumas histórias e insights para tornar essa jornada mais leve e interessante, como se estivéssemos conversando no café da manhã.

1. O Impacto da Tecnologia na Saúde Mental

A tecnologia tem um impacto profundo em nossa saúde mental, tanto positivo quanto negativo.

Com todas as redes sociais, aplicativos e dispositivos digitais, como isso afeta o nosso bem-estar?

História Pessoal: Lembro-me de quando comecei a trabalhar com aplicativos de saúde mental.

Estava fascinado por como a tecnologia poderia ajudar as pessoas a gerenciar seu estresse e ansiedade. No entanto, também percebi o lado negativo – o impacto das redes sociais, por exemplo. Uma pesquisa revelou que o uso excessivo das redes sociais pode levar a sentimentos de inadequação e ansiedade. Essa descoberta me fez pensar: "Como podemos usar a tecnologia para promover a saúde mental, em vez de contribuir para os desafios que ela pode trazer?"

2. Terapias Digitais e Aplicativos de Saúde Mental

Os aplicativos de saúde mental estão se tornando uma ferramenta popular para ajudar as pessoas a lidar com questões emocionais e psicológicas. Esses aplicativos oferecem uma variedade de recursos, desde técnicas de relaxamento até terapias baseadas em evidências.

História Pessoal: Trabalhei em um projeto de aplicativo de meditação que se tornou um sucesso entre os usuários. O aplicativo oferecia sessões guiadas, técnicas de respiração e rastreamento de humor. Recebi feedback de usuários que relataram uma redução significativa no estresse e melhora no bem-estar geral. Foi emocionante ver como a tecnologia poderia oferecer apoio acessível e conveniente para aqueles que precisavam.

3. Telepsiquiatria: A Nova Fronteira no Tratamento Psicológico

A **telepsiquiatria** é uma forma de terapia realizada remotamente, geralmente por videochamadas.

Essa abordagem está se tornando cada vez mais comum e oferece uma maneira conveniente para as pessoas acessarem cuidados psicológicos.

História Pessoal: No início da pandemia, trabalhamos na implementação de serviços de telepsiquiatria para uma clínica. A ideia era fornecer suporte psicológico a pacientes que não podiam comparecer pessoalmente às consultas. A adaptação foi desafiadora, mas os resultados foram surpreendentes. Muitos pacientes relataram que a capacidade de receber tratamento de casa tornou a terapia mais acessível e menos estressante.

4. A Tecnologia como Aliada na Gestão do Estresse

Aplicativos e dispositivos podem ser usados para ajudar a gerenciar o estresse e melhorar o bem-estar. Ferramentas como rastreadores de estresse e aplicativos de relaxamento oferecem suporte diário para manter o equilíbrio emocional.

História Pessoal: Testei vários dispositivos de rastreamento de estresse e aplicativos de relaxamento para entender como eles poderiam ajudar. Um dos meus favoritos foi um dispositivo que monitorava a frequência cardíaca e fornecia dicas em tempo real para reduzir o estresse.

Descobri que essas ferramentas não apenas ajudavam a gerenciar o estresse, mas também ofereciam insights valiosos sobre os padrões de estresse ao longo do tempo.

5. A Conexão entre Saúde Mental e Tecnologia

É importante reconhecer que a tecnologia e a saúde mental estão interligadas. O uso equilibrado e consciente da tecnologia pode ter um impacto positivo na nossa saúde mental.

História Pessoal: Encontrei um equilíbrio ao integrar a tecnologia em minha própria vida. Comecei a usar aplicativos de rastreamento de humor e técnicas de meditação em meu smartphone. A chave foi estabelecer limites claros para o uso da tecnologia e garantir que ela complementasse, e não substituísse, minhas interações sociais e atividades offline.

6. A Importância do Autocuidado Digital

O **autocuidado digital** envolve práticas para manter um equilíbrio saudável com a tecnologia. Isso pode incluir definir limites de tempo para o uso de dispositivos e garantir momentos de desconexão.

História Pessoal: Em um ponto, percebi que estava passando muito tempo nas redes sociais e sentia que isso estava afetando meu bem-estar. Decidi implementar uma rotina de "desconexão digital" – momentos específicos do dia onde não usava dispositivos eletrônicos. Essa prática simples ajudou a melhorar meu foco e bem-estar geral, e recomendo a todos experimentarem algo semelhante.

7. O Futuro da Saúde Mental na Era Digital

À medida que a tecnologia continua a evoluir, também o faz o potencial para melhorar a saúde mental. A inovação constante oferece novas oportunidades para apoiar e melhorar o bem-estar emocional.

História Pessoal: Sempre estou atento às últimas inovações em saúde mental digital. Participo de conferências e leio pesquisas para entender como a tecnologia pode continuar a avançar e oferecer novas soluções. Acredita-se que o futuro traga mais ferramentas personalizadas e integradas que poderão oferecer suporte ainda mais eficaz para a saúde mental.

Impacto da Tecnologia na Saúde Mental

Vivemos em uma época onde a tecnologia não é apenas uma parte de nossas vidas, mas uma extensão delas. Desde a manhã até a noite, estamos cercados por dispositivos digitais, aplicativos e redes sociais. Mas o que isso realmente significa para nossa saúde mental? Vamos explorar isso com uma abordagem leve e pessoal.

1. A Dupla Face da Tecnologia: Benefícios e Desafios

A tecnologia, sem dúvida, trouxe uma série de benefícios para nossas vidas. Podemos nos conectar instantaneamente com amigos e familiares, acessar informações com um clique e gerenciar nossas vidas de maneiras que antes eram inimagináveis. No entanto, ela também trouxe novos desafios para nossa saúde mental.

História Pessoal: Lembro-me do meu primeiro smartphone. Era incrível poder acessar e-mails, redes sociais e notícias a qualquer momento. Mas, com o tempo, comecei a perceber que essa

constante conexão estava me afetando de maneiras inesperadas. Às vezes, me sentia sobrecarregado com as notificações incessantes e as comparações com a vida perfeita que via nas redes sociais. Foi quando comecei a entender a complexidade do impacto da tecnologia na saúde mental.

2. Redes Sociais e Comparações: O Efeito da Vida Perfeita

As redes sociais têm um impacto profundo em como vemos a nós mesmos e aos outros. Com imagens filtradas e vidas aparentemente perfeitas, pode ser fácil sentir que não estamos à altura.

História Pessoal: Lembro de um período em que passava muito tempo no Instagram. As fotos de viagens exóticas e conquistas impressionantes de outras pessoas começaram a me fazer sentir que minha vida não era tão interessante. Foi um momento revelador quando percebi que estava comparando minha vida real com uma versão cuidadosamente selecionada da vida de outras pessoas. Esse reconhecimento me levou a adotar uma abordagem mais saudável em relação às redes sociais.

3. O Ciclo de Notificações: O Estresse das Respostas Imediatas

As notificações constantes são uma característica dos nossos dispositivos digitais. Elas nos lembram constantemente de novas mensagens, atualizações e alertas. Esse ciclo de respostas imediatas pode criar um estresse constante.

História Pessoal: No meu trabalho, recebo muitas notificações de e-mails e mensagens. Havia um período em que estava sempre verificando meu telefone, mesmo durante momentos de lazer. Esse comportamento estava afetando meu estresse e minha capacidade de relaxar. Decidi implementar horários específicos para checar notificações e descobri que isso ajudou a reduzir a sensação de sobrecarga.

4. A Tecnologia como Ferramenta de Suporte: Aplicativos e Terapias Por outro lado, a tecnologia também oferece ferramentas valiosas para suportar nossa saúde mental. Aplicativos de meditação, rastreadores de humor e plataformas de terapia online são apenas alguns exemplos de como a tecnologia pode ser benéfica.

História Pessoal: Em um momento difícil da minha vida, comecei a usar um aplicativo de meditação. As sessões guiadas e as técnicas de relaxamento oferecidas foram um alívio incrível.

Percebi que, ao integrar essas ferramentas digitais em minha rotina, estava melhorando minha saúde mental de maneira significativa.

5. O Papel das Comunidades Online: Conectando-se com Outros

As comunidades online podem oferecer apoio e compreensão em momentos de necessidade.

Fóruns e grupos de apoio proporcionam uma sensação de conexão e pertencimento.

História Pessoal: Participar de fóruns online sobre saúde mental me ajudou a entender que não estava sozinho em meus desafios. Compartilhar experiências e receber apoio de outras pessoas que passaram por situações semelhantes foi extremamente reconfortante. As comunidades online têm o poder de conectar pessoas e oferecer suporte valioso.

6. O Impacto da Tecnologia na Qualidade do Sono

A tecnologia pode afetar nosso sono de maneira significativa. A exposição à luz azul dos dispositivos antes de dormir pode interferir na qualidade do sono.

História Pessoal: Eu costumava usar meu telefone antes de dormir, e notei que estava tendo dificuldades para adormecer. Ao pesquisar sobre o impacto da luz azul, descobri que ela poderia estar afetando meu sono. Decidi adotar uma rotina sem telas antes de dormir, e minha qualidade de sono melhorou consideravelmente.

7. Encontrando um Equilíbrio: O Papel do Autocuidado Digital

O segredo para aproveitar os benefícios da tecnologia, sem sofrer com seus desafios, é encontrar um equilíbrio saudável. Estabelecer limites para o uso da tecnologia e praticar o autocuidado digital pode fazer toda a diferença.

História Pessoal: Criei um plano para equilibrar o uso da tecnologia em minha vida. Incluí períodos de desconexão digital, momentos para me concentrar em atividades offline e práticas de autocuidado. Essa abordagem me ajudou a manter um relacionamento saudável com a tecnologia e a melhorar meu bem-estar geral.

8. O Futuro da Tecnologia e Saúde Mental

À medida que a tecnologia continua a evoluir, também o faz o seu impacto na saúde mental. Novas inovações e abordagens estão constantemente sendo desenvolvidas para apoiar nosso bem-estar emocional.

História Pessoal: Estou sempre atento às novas tecnologias e inovações no campo da saúde mental. Participo de conferências e leio pesquisas para me manter atualizado sobre as últimas tendências. O futuro promete ainda mais ferramentas e abordagens para apoiar nossa saúde mental de maneiras inovadoras.

Terapias Digitais e Aplicativos de Saúde Mental

A tecnologia não está apenas mudando a maneira como interagimos e acessamos informações, mas também está revolucionando a forma como cuidamos da nossa saúde mental. Hoje, vamos explorar como as terapias digitais e os aplicativos de saúde mental estão fazendo ondas e por que eles podem ser uma grande adição ao seu arsenal de ferramentas para o bem-estar emocional.

1. O Que São Terapias Digitais?

Imagine um terapeuta que está disponível 24 horas por dia, 7 dias por semana, sem a necessidade de esperar semanas por uma consulta. Isso não é uma fantasia, mas uma realidade graças às terapias digitais. Essas terapias oferecem suporte psicológico através de plataformas online e aplicativos.

História Pessoal: Lembro-me da primeira vez que ouvi falar sobre terapia digital. Estava em um momento da vida em que sentia que precisava de um pouco mais de apoio emocional, mas minha agenda estava uma correria. Ao descobrir plataformas de terapia digital, fiquei impressionado com a ideia de poder acessar suporte emocional a qualquer momento e de qualquer lugar. Foi um verdadeiro divisor de águas para mim.

2. Aplicativos de Meditação: Encontrando a Calma em Suas Mãos

Os aplicativos de meditação são uma das formas mais populares de terapia digital. Eles oferecem meditações guiadas, técnicas de respiração e práticas de mindfulness que podem ajudar a acalmar a mente e reduzir o estresse.

História Pessoal: Há alguns anos, comecei a usar um aplicativo de meditação em momentos de alta pressão no trabalho. Inicialmente, estava cético, mas logo percebi que essas breves sessões de meditação me ajudavam a começar o dia com uma mente mais clara e focada. Descobri que, mesmo em apenas 10 minutos por dia, eu podia reduzir significativamente o meu estresse.

3. Aplicativos de Terapia Cognitivo-Comportamental (TCC)

A Terapia Cognitivo-Comportamental (TCC) é uma abordagem amplamente reconhecida para tratar a ansiedade e a depressão. Com a ajuda de aplicativos, você pode praticar técnicas de TCC a qualquer momento, sem a necessidade de um terapeuta presente fisicamente.

História Pessoal: Quando comecei a explorar a TCC por meio de aplicativos, achei fascinante como eles conseguiam me guiar através de exercícios e tarefas práticas que ajudam a mudar padrões de pensamento negativos. Foi uma maneira eficaz de aplicar conceitos terapêuticos no meu dia a dia, especialmente quando eu não podia comparecer a sessões presenciais.

4. Monitoramento do Humor: A Importância do Auto-Acompanhamento Aplicativos de monitoramento do humor ajudam você a rastrear suas emoções ao longo do tempo.

Esses aplicativos fornecem uma visão sobre seus padrões emocionais e ajudam a identificar gatilhos que podem estar afetando seu bem-estar.

História Pessoal: No início, eu achava que monitorar meu humor poderia ser um pouco excessivo, mas descobri que essa prática me ajudava a entender melhor meus altos e baixos emocionais. Com o tempo, os dados que coletei me ajudaram a identificar certos gatilhos e a fazer ajustes em minha rotina para melhorar meu bem-estar geral.

5. Comunidades Online de Suporte: Conectando-se com Outros

Além de terapias individuais, há comunidades online e fóruns dedicados à saúde mental. Esses espaços oferecem apoio e compreensão, permitindo que você compartilhe experiências e obtenha conselhos de pessoas que passaram por situações semelhantes.

História Pessoal: Participar de um fórum online sobre saúde mental foi uma experiência reveladora para mim. A sensação de saber que não estava sozinho e de poder ouvir histórias de outras pessoas ajudou a reduzir a sensação de isolamento que eu estava sentindo. Essas comunidades se tornaram um recurso valioso para suporte emocional.

6. Terapias de Realidade Virtual: Imersão para Superar Medos

A realidade virtual (VR) está começando a desempenhar um papel importante na terapia. Com o uso de VR, é possível simular cenários que ajudam na exposição gradual a medos e ansiedades, oferecendo uma abordagem imersiva para o tratamento.

História Pessoal: Quando experimentei uma terapia de realidade virtual para enfrentar meus medos de altura, a experiência foi intensa e eficaz. A imersão virtual me ajudou a confrontar minhas ansiedades de uma maneira controlada e segura, mostrando o potencial das novas tecnologias para oferecer suporte terapêutico.

7. Acessibilidade e Flexibilidade: Um Novo Paradigma

Uma das maiores vantagens das terapias digitais e dos aplicativos de saúde mental é a acessibilidade. Eles oferecem suporte a pessoas que, por diversas razões, podem ter dificuldades em acessar terapia tradicional.

História Pessoal: Sempre que viajava ou tinha um horário apertado, os aplicativos de saúde mental me ofereciam uma maneira de continuar cuidando da minha saúde emocional. A flexibilidade para usar esses recursos em diferentes contextos foi um grande benefício para mim.

8. Limitações e Considerações: O Que Saber Antes de Usar

Apesar dos muitos benefícios, é importante estar ciente das limitações das terapias digitais. Elas não substituem o suporte profissional em casos graves e podem não ser adequadas para todos.

História Pessoal: É sempre bom lembrar que, embora os aplicativos e terapias digitais sejam ferramentas úteis, eles não são uma solução completa para todos. Houve momentos em que senti que precisava de uma abordagem mais profunda e pessoal, e reconheci a importância de combinar essas ferramentas com apoio profissional quando necessário.

Telepsiquiatria

A telepsiquiatria é uma revolução dentro da revolução digital, trazendo a prática da psiquiatria diretamente para as telas dos nossos dispositivos. Imagine ter acesso a um psiquiatra de forma rápida e conveniente, sem precisar se deslocar até o consultório. É exatamente isso que a telepsiquiatria oferece, e vamos explorar como ela está mudando o jogo para a saúde mental de uma forma acessível e moderna.

1. O Que É Telepsiquiatria?

Telepsiquiatria é a prática de fornecer cuidados psiquiátricos através de tecnologias de comunicação, como videochamadas, chamadas telefônicas e mensagens seguras. É como ter uma sessão de terapia, mas sem precisar sair de casa.

História Pessoal: Lembro-me de quando participei da primeira consulta de telepsiquiatria. Estava impressionado com a facilidade com que consegui conectar-me com o meu psiquiatra através de uma videochamada. Sem a necessidade de enfrentar o trânsito ou perder tempo com deslocamentos, eu pude discutir questões importantes de forma tranquila e eficaz.

2. Acessibilidade e Conveniência: O Novo Normal

Uma das maiores vantagens da telepsiquiatria é a acessibilidade. Ela permite que pessoas em áreas remotas ou com dificuldades de locomoção tenham acesso a cuidados especializados.

História Pessoal: Tive a oportunidade de ajudar amigos que moravam em áreas mais isoladas a acessar serviços de saúde mental através da telepsiquiatria. A facilidade com que puderam receber suporte foi um verdadeiro alívio para eles, especialmente para aqueles que enfrentavam barreiras para acessar serviços presenciais.

3. Como Funciona uma Sessão de Telepsiquiatria?

Durante uma sessão de telepsiquiatria, você se conecta com seu psiquiatra através de uma plataforma segura. As consultas podem incluir discussões sobre sintomas, planejamento de tratamento, e monitoramento do progresso. É bastante semelhante a uma consulta presencial, mas realizada online.

História Pessoal: A primeira vez que participei de uma sessão, estava um pouco nervoso, pensando se seria diferente das sessões presenciais. No entanto, a experiência foi surpreendentemente confortável. O ambiente virtual permitiu uma comunicação aberta e honesta, e a interação foi tão eficaz quanto uma consulta tradicional.

4. Benefícios e Desafios da Telepsiquiatria

A telepsiquiatria oferece muitos benefícios, incluindo a conveniência, a redução de barreiras geográficas e a flexibilidade de horários. No entanto, também há desafios, como questões de privacidade e a necessidade de uma conexão de internet confiável.

História Pessoal: Em uma das minhas consultas, tivemos um pequeno problema técnico com a conexão. Foi um lembrete de que, embora a tecnologia seja fantástica, ela não é infalível. No entanto, o suporte técnico da plataforma estava preparado para resolver o problema rapidamente, e a consulta continuou sem maiores contratempos.

5. A Telepsiquiatria na Prática: Exemplos e Casos

Casos de sucesso de telepsiquiatria mostram como essa abordagem pode ser eficaz. Pacientes têm encontrado alívio e apoio através dessas consultas, e a prática tem se expandido rapidamente, oferecendo suporte a uma ampla gama de necessidades de saúde mental.

História Pessoal: Um caso que me marcou foi o de um amigo que estava lutando com ansiedade severa. A telepsiquiatria ofereceu a ele uma forma consistente de receber tratamento e acompanhamento, o que foi crucial para o seu processo de recuperação. Ver como a tecnologia pode fazer uma diferença tão real e positiva é verdadeiramente inspirador.

6. A Telepsiquiatria no Futuro: O Que Esperar

À medida que a tecnologia continua a evoluir, a telepsiquiatria está se tornando uma parte cada vez mais integrada dos cuidados com a saúde mental. Podemos esperar avanços em segurança, melhores ferramentas de comunicação e uma maior integração com outras tecnologias de saúde digital.

História Pessoal: Quando olho para o futuro da telepsiquiatria, sinto uma empolgação pela inovação que ainda está por vir. Imagino como as novas tecnologias podem transformar ainda mais a maneira como interagimos com os profissionais de saúde mental, tornando o tratamento mais acessível e eficaz.

7. Dicas para Aproveitar ao Máximo a Telepsiquiatria

Para tirar o máximo proveito da telepsiquiatria, é importante garantir um ambiente tranquilo e livre de distrações durante as sessões. Além disso, estar preparado para compartilhar suas preocupações e ser aberto durante as consultas pode fazer uma grande diferença na eficácia do tratamento.

História Pessoal: Aprendi que ter um espaço dedicado e tranquilo para as consultas fez uma grande diferença na qualidade da minha experiência. Também descobri que ser honesto e direto com o meu psiquiatra ajudou a criar uma relação de confiança, essencial para o sucesso da terapia.

Parte 6: Medicina do Futuro

À medida que nos lançamos no futuro, a medicina está se transformando de formas que antes só imaginávamos em ficção científica. Tecnologias que eram apenas sonhos agora estão se tornando realidade, e isso está criando um cenário empolgante e inovador para a saúde. Nesta parte, vamos explorar algumas das ideias mais futuristas e inspiradoras que estão moldando a medicina do amanhã. Prepare-se para uma jornada pela medicina que parece saída de um filme de ficção científica, mas que está se concretizando bem diante dos nossos olhos.

1. Medicina Espacial

Imagine que estamos explorando o espaço, e você está a bordo de uma nave espacial, longe da Terra. Como você cuidaria da saúde dos astronautas em um ambiente tão extremo? A medicina espacial é a resposta para essa pergunta. Com o aumento das missões espaciais e planos para viagens de longa duração, a medicina espacial está se tornando uma área crucial.

História Pessoal: Lembro-me da primeira vez que li sobre a medicina espacial e como ela foi fascinante. A ideia de que estamos desenvolvendo tecnologias para monitorar e tratar a saúde dos astronautas no espaço é incrível. Desde sensores que monitoram sinais vitais até sistemas de telemedicina que permitem consultas com médicos na Terra, estamos criando um futuro onde a saúde não tem limites.

2. Biohacking: O Futuro da Saúde Humana

O biohacking é como um laboratório pessoal onde você pode experimentar e otimizar seu próprio corpo. Não é apenas sobre alterar genes, mas também sobre usar tecnologia para melhorar a saúde e o desempenho físico. Estamos falando de tudo, desde implantes de monitoramento de saúde até modificações genéticas para prevenir doenças.

História Pessoal: Conheci pessoas que se dedicam ao biohacking e como eles estão explorando maneiras de melhorar sua saúde e habilidades. Vi alguns colegas experimentando dispositivos como chips subcutâneos que monitoram a saúde em tempo real. A ideia de usar a tecnologia para alcançar uma versão melhor de si mesmo é um conceito que está realmente ganhando força.

3. Ecossistemas Integrados de Saúde

Os ecossistemas integrados de saúde são como uma grande rede de dispositivos, aplicativos e serviços que trabalham juntos para criar um ambiente de saúde conectado. Imagine ter todos os seus dados de saúde, desde suas análises de sangue até seu histórico de exercícios, integrados e acessíveis a partir de um único local.

História Pessoal: Durante um projeto recente, vi como um ecossistema integrado de saúde pode transformar a forma como gerenciamos nosso bem-estar. Imagine uma plataforma onde todos os seus dados de saúde são reunidos e analisados para fornecer recomendações personalizadas. É

como ter um assistente de saúde pessoal que está sempre atualizado e pronto para ajudar.

4. Inteligência Artificial e Robótica no Futuro

A combinação de inteligência artificial e robótica está abrindo portas para novos avanços na medicina. Estamos falando de robôs cirúrgicos que podem realizar procedimentos com precisão milimétrica e sistemas de IA que podem diagnosticar doenças com uma precisão impressionante.

História Pessoal: Em uma conferência sobre tecnologia médica, vi uma demonstração de um robô cirúrgico que realizava procedimentos com uma precisão incrível. A inteligência artificial está sendo usada para analisar grandes quantidades de dados médicos e fornecer diagnósticos rápidos e precisos. A ideia de ter robôs e IA trabalhando juntos para melhorar os cuidados com a saúde é realmente emocionante.

5. Medicina Personalizada e Prevenção

A medicina personalizada está se tornando uma realidade com o uso de dados genômicos e análise preditiva. Isso significa que tratamentos e prevenções podem ser adaptados especificamente para o perfil genético de cada pessoa, oferecendo cuidados mais eficazes e personalizados.

História Pessoal: Em minha jornada para entender a medicina personalizada, fui impressionado pela forma como os avanços na genômica estão permitindo tratamentos mais direcionados. A ideia de que podemos usar informações genéticas para personalizar os cuidados e prevenir doenças antes mesmo de elas se manifestarem é um grande avanço para a saúde.

6. Avanços em Terapias Genéticas

A terapia genética é um campo emergente que visa corrigir ou substituir genes defeituosos para tratar doenças genéticas. Imagine um tratamento que pode literalmente consertar o DNA para curar doenças. Isso é o que a terapia genética promete, e os avanços estão acontecendo rapidamente.

História Pessoal: Lembro-me de acompanhar os primeiros estudos sobre terapia genética e como parecia algo futurista. Agora, com avanços contínuos, estamos vendo tratamentos que estão realmente mudando a vida de pessoas com condições genéticas raras. A perspectiva de usar a terapia genética para tratar doenças antes de elas se manifestarem é simplesmente empolgante.

Medicina Espacial

Imagine que você está a bordo de uma nave espacial, flutuando no vasto e silencioso espaço. O

cenário ao seu redor é deslumbrante, com estrelas e planetas se estendendo em um espetáculo cósmico. Mas, por trás desse deslumbrante pano de fundo, existe uma preocupação muito real: a saúde dos astronautas.

A medicina espacial é o campo que cuida da saúde dos exploradores do espaço. A ideia pode parecer um pouco sci-fi, mas é uma realidade que está se tornando cada vez mais importante à medida que avançamos em nossa exploração do cosmos.

História Pessoal: Eu sempre fui fascinado por espaço e ciências. Lembro-me claramente da primeira vez que ouvi sobre a medicina espacial durante um programa de TV sobre a Estação Espacial Internacional (ISS). A ideia de que a saúde dos astronautas poderia ser afetada pela ausência de gravidade me deixou intrigado. Então, comecei a mergulhar mais fundo nesse assunto, e o que descobri foi fascinante!

Como a Gravidade Zero Afeta o Corpo

Vamos começar com uma pergunta: já pensou em como seria viver sem gravidade? Para os astronautas, essa não é apenas uma pergunta curiosa, mas uma realidade. Na ausência de gravidade, o corpo humano passa por várias mudanças. Os músculos e ossos, que normalmente são usados para suportar nosso peso, acabam enfraquecendo porque não precisam trabalhar tanto.

Isso pode levar a problemas de saúde, como a perda de massa óssea e muscular.

História Pessoal: Lembro-me de um documentário que assisti sobre a missão Apollo 11. A equipe de astronautas passou algum tempo no espaço e, ao retornar, eles tiveram que se submeter a um extenso período de reabilitação para recuperar a força muscular e óssea. Isso me fez pensar sobre como os cientistas e médicos precisam desenvolver soluções para esses desafios únicos.

Tecnologias para Monitoramento e Tratamento

Para garantir que os astronautas permaneçam saudáveis durante suas missões, os cientistas desenvolveram uma série de tecnologias inovadoras. Desde trajes espaciais que monitoram sinais vitais até sistemas avançados de telemedicina, a tecnologia está ajudando a manter os astronautas em forma e seguros.

História Pessoal: Durante uma visita a um centro de pesquisa espacial, vi como os trajes espaciais são equipados com sensores que medem a temperatura corporal, a frequência cardíaca e outros sinais vitais. Esses dados são enviados para a Terra, onde especialistas monitoram a saúde dos astronautas em tempo real. Foi incrível ver como a tecnologia está se integrando de maneira tão sofisticada para resolver problemas de saúde no espaço.

Cuidados com a Saúde Mental no Espaço

A vida no espaço não é apenas fisicamente desafiadora; também pode ser mentalmente exaustiva.

O isolamento, a falta de contato com a família e as longas horas longe da Terra podem afetar o bem-estar mental dos astronautas. Por isso, os psicólogos espaciais trabalham para garantir que os astronautas recebam suporte emocional e psicológico.

História Pessoal: Uma vez, li sobre uma missão espacial de longo prazo onde a equipe teve que lidar com o estresse e a solidão. Para ajudar, os psicólogos espaciais desenvolveram programas de apoio emocional e técnicas para melhorar a saúde mental. É fascinante ver como a medicina espacial também considera o bem-estar psicológico como parte essencial da saúde geral.

Preparações para Missões Futuras

À medida que planejamos viagens mais longas, como missões a Marte, a medicina espacial terá que enfrentar novos desafios. Como vamos cuidar da saúde de pessoas em uma viagem de vários meses ou até anos? Estamos desenvolvendo novas técnicas e tecnologias para lidar com esses desafios, incluindo sistemas avançados de suporte à vida e estratégias para manter a saúde mental e física dos astronautas.

História Pessoal: Recentemente, acompanhei um projeto de pesquisa que está testando sistemas de suporte à vida para missões de longo prazo. Eles estão explorando novas formas de criar ambientes sustentáveis e autossuficientes no espaço. A ideia de que estamos dando passos tão importantes para explorar outros planetas é extremamente empolgante e promete transformar nossa compreensão da medicina.

O Futuro da Medicina Espacial

O futuro da medicina espacial é incrivelmente promissor. À medida que avançamos para novas fronteiras no espaço, continuaremos a desenvolver tecnologias e soluções inovadoras para enfrentar os desafios únicos da vida fora da Terra. Desde novos tratamentos e tecnologias até melhorias no suporte emocional, a medicina espacial está preparando o terreno para uma nova era de exploração espacial.

História Pessoal: Pensar sobre o futuro da medicina espacial me deixa animado. A ideia de que estamos à beira de descobrir novas formas de cuidar da saúde em um ambiente tão extremo é inspiradora. O que estamos fazendo hoje está moldando o futuro da exploração espacial e da saúde humana.

Biohacking: O Futuro da Saúde Humana

Você já imaginou um mundo onde a gente possa melhorar nosso corpo e mente através da tecnologia e das ciências? Esse é o mundo do biohacking, uma área fascinante que está transformando o jeito como entendemos e cuidamos da saúde humana. Vamos dar um mergulho profundo nesse universo incrível e ver como ele pode mudar a nossa vida.

O Que É Biohacking?

Biohacking, ou "hackeamento biológico", é basicamente a ideia de usar a ciência e a tecnologia para otimizar o corpo e a mente. Imagine você como um super-herói que pode aprimorar suas habilidades naturais usando ferramentas científicas e técnicas inovadoras. Isso é o que o biohacking pretende fazer — melhorar o desempenho humano de maneiras que antes pareciam impossíveis.

História Pessoal: Meu interesse por biohacking começou quando eu estava pesquisando sobre como as novas tecnologias podem impactar a saúde. Li sobre pessoas que estavam usando técnicas de biohacking para melhorar sua capacidade mental e física. Fiquei fascinado com a ideia de usar a ciência para potencializar o corpo humano, e isso me levou a explorar o tema mais a fundo.

Biohacking no Dia a Dia: Suplementos e Dietas

Uma das formas mais comuns de biohacking envolve a ingestão de suplementos e mudanças na dieta para melhorar a saúde e o desempenho. Por exemplo, algumas pessoas tomam suplementos específicos para aumentar a energia, melhorar a concentração ou até mesmo prolongar a vida saudável. Além disso, dietas personalizadas baseadas em análises genéticas estão se tornando cada vez mais populares.

História Pessoal: Eu mesmo experimentei algumas dessas técnicas. Lembro-me de quando comecei a tomar um suplemento de ômega-3, depois de ler que ele poderia melhorar a função cerebral e a saúde cardiovascular. Após algumas semanas, percebi uma diferença real na minha energia e na clareza mental. Foi uma experiência reveladora que me fez acreditar ainda mais no potencial do biohacking.

Tecnologias de Biohacking: Wearables e Dispositivos

Outra parte empolgante do biohacking é o uso de tecnologias vestíveis, como smartwatches e sensores biométricos. Esses dispositivos podem monitorar tudo, desde a qualidade do sono até os níveis de atividade física e até mesmo os sinais vitais. Com esses dados, você pode ajustar seu estilo de vida para alcançar seus objetivos de saúde e bem-estar.

História Pessoal: Um dia, decidi experimentar um desses dispositivos vestíveis. Coloquei um smartwatch que monitorava meu sono e minha atividade física. Os dados foram surpreendentes!

Eu consegui ajustar minha rotina para melhorar a qualidade do sono e aumentar minha atividade física, o que fez uma grande diferença na minha saúde geral.

O Que São Implantes e Modificações?

O biohacking também inclui implantes e modificações mais avançadas. Alguns biohackers implantam pequenos dispositivos sob a pele para monitorar dados corporais ou até mesmo realizar tarefas específicas, como desbloquear portas com um simples gesto. Essas tecnologias estão na vanguarda do biohacking e oferecem uma visão fascinante do futuro da saúde humana.

História Pessoal: Conheci um biohacker que implantou um pequeno chip em sua mão para fazer pagamentos com um simples movimento. Foi impressionante ver como a tecnologia pode ser integrada ao corpo de forma tão prática e funcional. Embora eu ainda não tenha dado esse passo, a ideia de poder usar a tecnologia para melhorar a vida de maneiras tão inovadoras é extremamente empolgante.

Ética e Questões de Segurança no Biohacking

Como qualquer avanço tecnológico, o biohacking também levanta questões éticas e de segurança.

É importante garantir que as técnicas e tecnologias usadas sejam seguras e não tragam riscos para a saúde. Além disso, há discussões sobre até que ponto devemos ir ao modificar nossos corpos e mentes.

História Pessoal: Ao explorar o mundo do biohacking, me deparei com várias discussões sobre ética e segurança. Conversar com especialistas sobre essas questões me ajudou a entender a importância de abordar o biohacking com responsabilidade. É crucial considerar os riscos e benefícios antes de adotar qualquer técnica ou tecnologia nova.

O Futuro do Biohacking

O futuro do biohacking é promissor e cheio de possibilidades. À medida que a ciência e a tecnologia continuam a avançar, podemos esperar novas descobertas e inovações que transformarão ainda mais a maneira como cuidamos de nossa saúde. Desde aprimoramentos físicos até melhorias na cognição e na saúde mental, o biohacking tem o potencial de levar a saúde humana a um novo patamar.

História Pessoal: Pensar no futuro do biohacking me deixa empolgado. Imaginar um mundo onde possamos usar a ciência para não apenas tratar doenças, mas também para aprimorar nossa saúde e habilidades é inspirador. A tecnologia está avançando a passos largos, e o biohacking é um dos campos mais emocionantes a observar.

Ecossistemas Integrados de Saúde

Imagine um universo onde todas as partes do sistema de saúde estão perfeitamente conectadas e trabalham juntas como um time bem afinado. Isso é o que chamamos de ecossistemas integrados de saúde. É como se estivéssemos construindo um supercomputador humano, onde cada parte, desde o diagnóstico até o tratamento e o acompanhamento, está interligada para oferecer a melhor experiência possível para o paciente. Vamos explorar como isso funciona e por que é tão incrível.

O Que São Ecossistemas Integrados de Saúde?

Ecossistemas integrados de saúde referem-se a um modelo em que todos os serviços de saúde –

hospitais, clínicas, consultórios médicos, laboratórios e até mesmo dispositivos de monitoramento em casa – estão conectados e trabalham em sincronia. É como ter um sistema centralizado onde todas as informações e recursos são compartilhados e utilizados de forma eficaz para o benefício do paciente.

História Pessoal: Minha jornada com ecossistemas integrados começou quando eu comecei a trabalhar em um projeto que envolvia a integração de diferentes serviços de saúde em um único sistema. Lembro-me de visitar um hospital onde todos os dados dos pacientes, desde exames até consultas, estavam acessíveis em um único painel. Isso facilitava a vida dos médicos e melhorava a experiência dos pacientes, o que foi um grande impulso para eu me aprofundar nesse conceito.

Como Funciona na Prática?

Pense em um ecossistema integrado de saúde como um gigantesco quebra-cabeça, onde cada peça é uma parte do sistema de saúde. Cada peça, seja um hospital, uma clínica ou um dispositivo de monitoramento, deve se encaixar perfeitamente para que o sistema funcione bem. Por exemplo, quando um paciente faz um exame em um laboratório, os resultados são automaticamente enviados para seu médico e, se necessário, para outros especialistas envolvidos no tratamento. Isso economiza tempo e reduz a chance de erros.

História Pessoal: Um exemplo prático que vivenciei foi quando um amigo precisou de uma cirurgia.

Todos os seus dados – desde exames pré-operatórios até o histórico médico – foram compartilhados instantaneamente entre os diferentes profissionais envolvidos no processo. Isso garantiu que todos estivessem na mesma página e ajudou a evitar confusões e erros. A experiência foi tão fluida que me fez acreditar ainda mais no poder dos ecossistemas integrados.

Benefícios dos Ecossistemas Integrados

Os benefícios de ter um sistema integrado de saúde são enormes. Primeiramente, há uma enorme melhoria na coordenação do cuidado. Quando todos os profissionais têm acesso às mesmas

informações, eles podem tomar decisões mais informadas e coordenadas. Além disso, reduz a redundância – por exemplo, um paciente não precisa fazer os mesmos exames várias vezes porque todos os dados já estão disponíveis para os profissionais.

História Pessoal: Eu mesmo vivi um momento em que a coordenação foi crucial. Durante uma revisão de saúde, a integração dos dados permitiu que meu médico acessasse rapidamente todos os meus resultados e meu histórico médico, sem precisar solicitar exames adicionais. Isso não só economizou tempo, mas também reduziu a ansiedade, sabendo que todos os profissionais envolvidos tinham acesso às informações corretas.

Desafios e Considerações

Claro, como qualquer grande sistema, os ecossistemas integrados de saúde também enfrentam desafios. Um dos maiores desafios é garantir que todas as partes do sistema se comuniquem de forma eficaz e que os dados estejam protegidos contra acessos não autorizados. Além disso, a implementação e manutenção de um sistema integrado podem ser complexas e caras.

História Pessoal: Lembro-me de um projeto em que enfrentamos problemas de integração devido a sistemas legados e diferentes padrões de dados. Foi um processo desafiador, mas trabalhando com uma equipe dedicada, conseguimos superar os obstáculos e criar um sistema eficiente. Essa experiência me ensinou que, embora desafiador, a criação de ecossistemas integrados vale a pena pela melhoria significativa na qualidade do atendimento.

O Futuro dos Ecossistemas Integrados de Saúde

O futuro dos ecossistemas integrados de saúde é promissor. Com o avanço da tecnologia, como inteligência artificial e blockchain, podemos esperar uma integração ainda mais eficiente e segura.

A capacidade de coletar e analisar dados em tempo real permitirá que os profissionais de saúde ofereçam cuidados ainda mais personalizados e eficazes.

História Pessoal: Ao olhar para o futuro, estou animado com as possibilidades que a tecnologia traz para os ecossistemas de saúde. Trabalhei em projetos que exploram o uso de IA para prever tendências de saúde e ajudar na tomada de decisões. Ver essas inovações ganhando vida e transformando a forma como cuidamos da saúde é inspirador e me dá esperança para um futuro onde os cuidados de saúde são mais acessíveis e coordenados do que nunca.

Parte 7: Empreendedorismo e Inovação em Saúde

Imagine o cenário: você tem uma ideia brilhante para transformar a maneira como cuidamos da nossa saúde, e quer colocar essa ideia em prática. Bem-vindo ao mundo do empreendedorismo em saúde! Aqui, não estamos falando apenas de abrir uma clínica ou vender um novo medicamento.

Estamos explorando como ideias inovadoras podem mudar o cenário da saúde de forma revolucionária. Vamos mergulhar no universo do empreendedorismo em saúde e descobrir como você pode ser um pioneiro nesse campo fascinante.

Startups de Saúde Digital

No universo das startups de saúde digital, a criatividade e a inovação são as moedas mais valiosas.

Essas startups estão na linha de frente, criando soluções que vão desde aplicativos de saúde até plataformas complexas que integram dados de saúde e inteligência artificial. É um mundo onde pequenas ideias podem crescer e se tornar grandes mudanças na forma como tratamos e prevenimos doenças.

História Pessoal: Lembro-me do início de uma startup de saúde digital em que trabalhei. A ideia era criar um aplicativo que ajudasse pessoas a gerenciar sua saúde mental. Começamos com um protótipo simples, mas a paixão e a visão de nossa equipe transformaram-no em uma plataforma robusta, utilizada por milhares de pessoas. A jornada foi cheia de desafios e aprendizados, mas ver o impacto real em vidas de pessoas foi extremamente gratificante.

Modelos de Negócio em Medicina Digital

Quando você está entrando no mundo dos negócios de saúde digital, é crucial escolher o modelo de negócio certo. Alguns optam por um modelo baseado em assinatura, onde os usuários pagam uma taxa mensal para acessar serviços. Outros preferem a venda de produtos únicos ou a combinação de várias estratégias. O importante é entender o mercado e as necessidades dos usuários para criar uma proposta de valor que realmente faça a diferença.

História Pessoal: Uma vez, trabalhei com uma equipe para criar um modelo de negócio para uma plataforma de telemedicina. Optamos por um modelo de assinatura para garantir uma receita contínua e proporcionar aos usuários acesso ilimitado a consultas virtuais. Embora o início tenha sido desafiador, a adaptação ao feedback dos usuários e a análise de dados nos ajudaram a otimizar nosso modelo e a criar uma base sólida de clientes.

Investindo em Tecnologia Médica

Investir em tecnologia médica é como apostar em um futuro mais saudável. As inovações tecnológicas têm o potencial de transformar o tratamento e o gerenciamento de doenças. Investir em startups de saúde ou em novas tecnologias pode ser uma maneira de contribuir para essa transformação enquanto busca retornos financeiros.

História Pessoal: Lembro-me de um investimento que fiz em uma empresa que desenvolvia dispositivos de monitoramento de saúde em tempo real. A ideia parecia promissora, mas o verdadeiro potencial foi revelado quando começamos a ver os resultados na vida real. Ver como o investimento ajudou a empresa a crescer e a fazer uma diferença significativa na saúde das pessoas foi uma experiência extremamente satisfatória.

Desenvolvendo Produtos e Serviços Inovadores

Para criar produtos e serviços inovadores em saúde, é fundamental estar atento às necessidades dos usuários e às lacunas no mercado. As melhores inovações surgem de uma compreensão profunda dos problemas reais enfrentados pelas pessoas e da busca de soluções criativas para esses desafios.

História Pessoal: Uma vez, participamos do desenvolvimento de um novo tipo de dispositivo de monitoramento de glicose para diabéticos. Em vez de um dispositivo invasivo, criamos uma solução não invasiva que utilizava sensores de ponta. O processo de desenvolvimento foi desafiador, mas a satisfação de ver o produto no mercado e a diferença que ele fez na vida das pessoas foi incrível.

A Cultura do Empreendedorismo em Saúde

A cultura do empreendedorismo em saúde é vibrante e dinâmica. Envolve um ecossistema de inovação, colaboração e determinação. É um campo onde a paixão por melhorar a saúde humana se mistura com a criatividade e a visão empresarial. Participar de eventos, conectar-se com outros empreendedores e estar aberto a aprender constantemente são partes essenciais dessa jornada.

História Pessoal: Em minha trajetória, participei de vários eventos e conferências de saúde. Esses eventos não só me permitiram aprender sobre as últimas tendências, mas também me proporcionaram a oportunidade de conhecer outros empreendedores apaixonados. A troca de

ideias e a construção de uma rede de contatos foram fundamentais para o sucesso dos projetos em que estive envolvido.

O Futuro do Empreendedorismo em Saúde

O futuro do empreendedorismo em saúde é promissor. Com o avanço contínuo da tecnologia e a crescente demanda por soluções de saúde mais eficazes e acessíveis, há uma infinidade de oportunidades para inovar e criar impacto. Desde a telemedicina até a inteligência artificial, o campo está em constante evolução, oferecendo novas possibilidades para empreendedores visionários.

História Pessoal: Ao olhar para o futuro, vejo um horizonte repleto de oportunidades. O rápido avanço tecnológico e a crescente conscientização sobre a importância da saúde digital estão criando um terreno fértil para novas ideias e inovações. Estou animado para ver como a próxima geração de empreendedores moldará o futuro da saúde e estou ansioso para ser parte dessa jornada emocionante.

Startups de Saúde Digital

Imagine um mundo onde a tecnologia não é apenas uma ferramenta, mas um verdadeiro parceiro na sua jornada de saúde. É isso que as startups de saúde digital estão trazendo para a mesa – um universo de inovação onde a saúde se encontra com a tecnologia para criar soluções que mudam vidas. Vamos explorar como essas startups estão revolucionando o campo da saúde e como você pode se envolver nesse movimento emocionante.

O Mundo das Startups de Saúde Digital

Se você já sonhou em criar algo que possa realmente fazer a diferença na vida das pessoas, as startups de saúde digital são o lugar perfeito para realizar esse sonho. Estas empresas estão na vanguarda da inovação, trazendo novas tecnologias e soluções para melhorar a forma como cuidamos da nossa saúde. Desde aplicativos que ajudam a gerenciar condições crônicas até plataformas que conectam pacientes com profissionais de saúde, as possibilidades são quase infinitas.

História Pessoal: Lembro-me da minha primeira experiência com uma startup de saúde digital. Era um aplicativo simples, mas com um objetivo poderoso: ajudar pessoas a monitorar sua saúde mental. No início, enfrentamos muitos desafios – desde questões técnicas até a criação de uma interface amigável. Mas a paixão da equipe e a visão de criar algo que realmente ajudasse as pessoas foram os motores que nos impulsionaram. Ver o impacto que tivemos na vida dos usuários foi um momento de grande realização.

Encontrando a Ideia Certa

Encontrar a ideia certa para uma startup de saúde digital é como encontrar um tesouro escondido.

É preciso identificar uma necessidade real no mercado e criar uma solução que não apenas a atenda, mas a faça de maneira única. Isso pode significar desenvolver um aplicativo que ofereça uma nova abordagem para a monitorização da saúde, criar uma plataforma que conecte pacientes e médicos de uma forma inovadora, ou até mesmo construir um dispositivo wearable que monitore aspectos da saúde que antes eram invisíveis.

História Pessoal: Em uma das minhas experiências com startups, a ideia surgiu de uma conversa com um amigo sobre as dificuldades que ele enfrentava para gerenciar sua diabetes. Percebemos que não havia uma solução integrada que atendesse a todas as suas necessidades, e isso nos deu

uma ideia: criar uma plataforma que reunisse dados de diferentes dispositivos e oferecesse insights personalizados. Essa ideia se transformou em um produto real que ajudou muitas pessoas a gerenciar sua condição de forma mais eficaz.

Desenvolvendo e Testando o Produto

Uma vez que você tem uma ideia, o próximo passo é desenvolvê-la e testá-la. Isso envolve criar um protótipo, testá-lo com usuários reais e iterar com base no feedback que você recebe. É um processo que exige paciência e resiliência, mas é crucial para criar um produto que realmente atenda às necessidades dos usuários.

História Pessoal: Quando estávamos desenvolvendo a nossa plataforma de monitoramento de saúde, passamos por várias fases de teste. Inicialmente, o produto estava longe de ser perfeito –

tínhamos bugs para corrigir e funcionalidades para melhorar. No entanto, a colaboração com os usuários e o feedback constante nos ajudaram a refinar o produto e a criar uma solução que realmente funcionava. Esse processo de iteração foi fundamental para o sucesso final.

Lançamento e Escalabilidade

Depois de testar e aprimorar o produto, chega o momento do lançamento. É uma fase emocionante, mas também desafiadora. Você precisa ter uma estratégia de marketing sólida, uma equipe preparada para lidar com o aumento da demanda e uma infraestrutura capaz de escalar conforme o crescimento da empresa.

História Pessoal: No lançamento da nossa plataforma, enfrentamos muitos desafios – desde a criação de uma campanha de marketing eficaz até a garantia de que nossa infraestrutura pudesse suportar o aumento no número de usuários. Trabalhamos duro para criar uma estratégia que envolvesse influenciadores, campanhas de mídia social e parcerias com profissionais de saúde. A combinação desses esforços ajudou a garantir um lançamento bem-sucedido e a escalar nosso produto de forma eficaz.

Enfrentando Desafios e Aprendendo com os Erros

No caminho para o sucesso, é inevitável enfrentar desafios e cometer erros. O importante é aprender com essas experiências e usá-las para melhorar continuamente. Cada obstáculo é uma oportunidade para crescer e evoluir, e cada erro é uma chance de aprender algo novo.

História Pessoal: Em uma das minhas startups, enfrentamos um grande desafio com a integração de dados de diferentes dispositivos. O sistema não estava funcionando como esperávamos, e isso impactou a experiência do usuário. Em vez de desanimar, usamos essa experiência para reavaliar nossa abordagem e encontrar uma solução melhor. Essa lição foi valiosa e ajudou a construir um produto mais robusto e confiável.

O Impacto das Startups de Saúde Digital

O impacto das startups de saúde digital vai muito além de simplesmente criar novos produtos. Elas estão transformando a forma como entendemos e gerenciamos a saúde, trazendo inovações que podem melhorar a qualidade de vida e tornar o cuidado com a saúde mais acessível e eficaz. Cada startup tem o potencial de criar um impacto significativo e ajudar a moldar o futuro da saúde.

História Pessoal: Uma das coisas mais gratificantes foi ver como nossa plataforma ajudou as pessoas a tomar decisões mais informadas sobre sua saúde. Recebemos histórias de usuários que conseguiram controlar melhor suas condições e melhorar sua qualidade de vida. Saber que nossa ideia e nosso trabalho estavam fazendo uma diferença real na vida das pessoas foi uma das maiores recompensas.

O Futuro das Startups de Saúde Digital

O futuro das startups de saúde digital é brilhante e cheio de possibilidades. À medida que a tecnologia continua a evoluir, novas oportunidades surgirão para criar soluções inovadoras que atendam às necessidades em constante mudança dos usuários. Com a crescente conscientização sobre a importância da saúde digital, o campo está preparado para crescer e se expandir, oferecendo novas oportunidades para empreendedores visionários.

História Pessoal: À medida que olhamos para o futuro, vejo um mundo cheio de novas oportunidades para inovação em saúde digital. A tecnologia está evoluindo rapidamente, e isso cria um ambiente emocionante para aqueles que desejam fazer a diferença. Estou animado para ver o que o futuro reserva e espero que minha experiência e minhas histórias inspirem você a explorar as possibilidades no campo das startups de saúde digital.

Modelos de Negócio em Medicina Digital

A medicina digital está mais do que apenas uma revolução tecnológica; é uma mudança fundamental na forma como pensamos e operamos no setor de saúde. Se você está interessado em empreender nessa área, entender os modelos de negócio em medicina digital é crucial. Estes modelos não apenas ajudam a definir como uma empresa ganha dinheiro, mas também moldam a forma como ela impacta a vida das pessoas. Vamos explorar os principais modelos de negócio e como cada um contribui para o ecossistema de saúde digital.

1. Modelos Baseados em Assinatura

Pense em um serviço de streaming que você usa para assistir a filmes e séries – agora imagine algo semelhante para a saúde. Os modelos baseados em assinatura permitem que os usuários paguem uma taxa fixa regular para acessar serviços e conteúdos. Na medicina digital, isso pode incluir acesso a plataformas de telemedicina, aplicativos de monitoramento de saúde ou serviços de bem-estar digital.

História Pessoal: Quando comecei a explorar modelos de negócios em saúde digital, um dos primeiros exemplos que encontrei foi um aplicativo de bem-estar que oferecia planos de assinatura. Os usuários pagavam mensalmente para ter acesso a conteúdo exclusivo sobre saúde mental, técnicas de relaxamento e consultas virtuais com profissionais. O sucesso desse modelo mostrou como as assinaturas podem criar uma receita recorrente e engajar os usuários com serviços contínuos.

2. Modelos Freemium

O modelo freemium é como uma amostra grátis que você recebe antes de decidir se quer comprar o produto completo. Nesse modelo, um serviço ou aplicativo oferece funcionalidades básicas gratuitamente, mas cobra por recursos premium ou avançados. É uma excelente maneira de atrair novos usuários e, depois, convertê-los em clientes pagantes.

História Pessoal: Lembro-me de um aplicativo de saúde que oferecia uma versão gratuita com funcionalidades básicas como rastreamento de exercícios e alimentação. Mas a versão premium incluía planos personalizados, acesso a especialistas e análises detalhadas. Esse modelo permitiu que milhões de usuários experimentassem o serviço e, eventualmente, muitos optaram pela versão paga, gerando uma receita significativa.

3. Modelos Baseados em Transações

Neste modelo, os usuários pagam por cada serviço ou transação individual que realizam. Isso pode incluir consultas médicas virtuais, análises de dados de saúde ou serviços específicos. Em vez de uma taxa fixa, você paga conforme utiliza o serviço.

História Pessoal: Durante uma colaboração com uma startup de saúde digital, eles implementaram um modelo baseado em transações para consultas virtuais. Os pacientes pagavam por cada consulta com um médico, o que proporcionou uma flexibilidade que muitos usuários apreciaram.

Este modelo funcionou bem para serviços que não eram necessários de forma contínua, mas em ocasiões específicas.

4. Modelos de Parcerias e Colaborações

Parcerias estratégicas são fundamentais em medicina digital. Startups podem colaborar com hospitais, clínicas, ou grandes instituições para oferecer serviços complementares ou integrados.

Essas parcerias podem incluir integrações tecnológicas, co-desenvolvimento de produtos ou compartilhamento de dados para melhorar os serviços oferecidos.

História Pessoal: Em um projeto que participei, nossa startup formou uma parceria com uma clínica renomada para integrar nossa plataforma de monitoramento de saúde com seus sistemas existentes. Isso não apenas ampliou nossa base de usuários, mas também trouxe nossa tecnologia para um público mais amplo, demonstrando o poder das colaborações na medicina digital.

5. Modelos Baseados em Dados e Análise

Com o aumento da coleta de dados de saúde, surge a oportunidade para modelos de negócios baseados na análise desses dados. Empresas podem oferecer insights e relatórios detalhados para outras empresas ou instituições, ajudando-as a tomar decisões baseadas em dados sobre saúde.

História Pessoal: Uma startup com a qual trabalhei focava na análise de grandes volumes de dados de saúde para fornecer relatórios detalhados sobre tendências e padrões. Esses relatórios eram vendidos para hospitais e empresas farmacêuticas, ajudando-os a desenvolver novos tratamentos e a melhorar os cuidados com os pacientes.

6. Modelos de Licenciamento e Franquias

O licenciamento e as franquias são maneiras de expandir o alcance de uma solução de saúde digital sem precisar criar tudo do zero em cada novo mercado. Você pode licenciar sua tecnologia para outras empresas ou abrir franquias que utilizem seu modelo de negócios e tecnologia.

História Pessoal: Em uma experiência, licenciei uma tecnologia de monitoramento de saúde para uma rede de clínicas em diferentes países. Isso permitiu que a tecnologia fosse adotada em novas regiões rapidamente, com menos esforço e investimento, enquanto expandíamos nossa presença globalmente.

7. Modelos de Publicidade e Patrocínios

Se você já usou um aplicativo gratuito que exibe anúncios, está familiarizado com este modelo.

Aplicativos e plataformas de saúde digital podem gerar receita através de publicidade e patrocínios, oferecendo espaço para marcas e produtos relacionados à saúde.

História Pessoal: Um aplicativo de saúde que lancei usava um modelo de publicidade para gerar receita. Com o tempo, marcas relacionadas à saúde, bem-estar e nutrição começaram a se interessar em anunciar no nosso app, criando uma nova fonte de receita e fornecendo aos usuários acesso gratuito a uma plataforma valiosa.

8. Modelos Baseados em Produtos e Vendas

Algumas startups em saúde digital se concentram na venda de produtos físicos, como dispositivos de monitoramento de saúde ou kits de teste, além de oferecer soluções digitais. Isso pode incluir wearables, kits de teste de saúde em casa ou dispositivos para rastreamento de condições específicas.

História Pessoal: Lembro de uma startup que vendia dispositivos de monitoramento de saúde junto com uma plataforma digital. Os usuários compravam o dispositivo e usavam a plataforma para visualizar e analisar os dados. Esse modelo de negócio combinava hardware e software, criando uma solução integrada e atraente para os consumidores.

9. Modelos Baseados em Consultoria e Treinamento

Empresas de saúde digital também podem oferecer serviços de consultoria e treinamento para outras organizações ou profissionais de saúde. Isso pode incluir treinamento sobre como usar novas tecnologias ou consultoria sobre a integração de soluções digitais em práticas de saúde existentes.

História Pessoal: Uma das startups com as quais trabalhei ofereceu serviços de consultoria para hospitais e clínicas sobre como integrar tecnologias digitais em seus processos. Além disso, oferecemos treinamento para a equipe médica sobre o uso de novas ferramentas e plataformas, ajudando-os a adotar a tecnologia de maneira eficaz.

10. Modelos de Impacto Social e Comunitário

Algumas startups se concentram em criar impacto social positivo, oferecendo seus serviços a comunidades carentes ou promovendo a saúde em populações de risco. Esses modelos podem envolver subsídios, parcerias com ONGs ou programas comunitários.

História Pessoal: Em um projeto de impacto social, nossa startup trabalhou com organizações sem fins lucrativos para oferecer nosso aplicativo de saúde a comunidades carentes. Esse trabalho não apenas ajudou a aumentar a conscientização sobre a saúde, mas também proporcionou um acesso essencial a ferramentas que poderiam melhorar a vida das pessoas.

Investindo em Tecnologia Médica

Investir em tecnologia médica é como explorar um universo em expansão, onde novas descobertas e inovações estão constantemente mudando a forma como cuidamos da nossa saúde. Se você está pensando em colocar seu dinheiro nesse setor, é essencial entender não apenas as oportunidades, mas também os riscos e as tendências emergentes. Vou compartilhar com você um panorama detalhado para orientar suas decisões de investimento na tecnologia médica.

1. Entendendo o Mercado de Tecnologia Médica

O mercado de tecnologia médica é vasto e diversificado, englobando desde dispositivos de diagnóstico até soluções de saúde digital e terapias inovadoras. A chave para um investimento bem-sucedido é entender as diferentes categorias e suas perspectivas de crescimento.

História Pessoal: Lembro-me da primeira vez que mergulhei de cabeça no setor de tecnologia médica. Investi em uma startup que desenvolvia dispositivos de diagnóstico baseados em IA. O

mercado estava em crescimento acelerado, e a inovação constante prometia grandes retornos. No entanto, a compreensão detalhada do mercado e das tendências emergentes foi crucial para tomar decisões informadas.

2. Identificação de Tendências Emergentes

A tecnologia médica está em constante evolução. Algumas tendências atuais incluem inteligência artificial, wearables, telemedicina e impressão 3D. Investir nessas áreas pode oferecer oportunidades significativas, mas é importante estar atento às tendências emergentes que estão moldando o futuro da medicina.

História Pessoal: Durante uma fase de investimento, observei o crescimento explosivo das tecnologias de telemedicina. As plataformas que permitiam consultas médicas virtuais estavam se tornando cada vez mais populares, especialmente com a pandemia. Essa tendência não apenas mostrou um potencial de crescimento, mas também a importância de estar atualizado com as inovações.

3. Avaliação de Startups e Inovações

Investir em startups pode ser arriscado, mas também pode oferecer altos retornos. Avaliar uma startup de tecnologia médica envolve analisar seu potencial de mercado, equipe fundadora, modelo de negócio e inovação tecnológica. Verifique se a startup tem um plano sólido para enfrentar desafios e competir no mercado.

História Pessoal: Em um projeto de investimento, participei da avaliação de uma startup que desenvolvia uma nova tecnologia de monitoramento de saúde. A equipe fundadora tinha uma visão clara e uma abordagem inovadora, mas o sucesso final dependeria da capacidade de escalar a tecnologia e enfrentar a concorrência.

4. Compreensão dos Regulamentos e Aprovações

A tecnologia médica é altamente regulamentada. Certificações e aprovações de órgãos reguladores, como a FDA (Food and Drug Administration) nos EUA, são cruciais para garantir que os produtos sejam seguros e eficazes. Investir em tecnologias que já passaram por essas aprovações pode reduzir riscos.

História Pessoal: Em um investimento em tecnologia de dispositivos médicos, a empresa estava em processo de obter a certificação da FDA. Esse processo foi demorado e complexo, mas essencial para garantir a aceitação no mercado. Ter um conhecimento sobre os regulamentos e certificações é vital para tomar decisões de investimento informadas.

5. Avaliação do Potencial de Mercado e Demanda

Avalie o tamanho do mercado e a demanda por soluções de tecnologia médica. A análise de mercado deve considerar a necessidade de inovação, o tamanho do público-alvo e o impacto potencial na saúde. Entender a demanda e as lacunas no mercado pode ajudar a identificar oportunidades valiosas.

História Pessoal: Em uma análise de mercado para um dispositivo de monitoramento contínuo de glicose, descobrimos que havia uma demanda crescente entre pacientes com diabetes. Essa demanda e a falta de soluções eficazes representavam uma oportunidade significativa de investimento.

6. Impacto Social e Ético

A tecnologia médica não é apenas um negócio; tem um impacto direto na saúde e no bem-estar das pessoas. Considere o impacto social e ético das inovações em saúde. Investimentos que promovem a equidade no acesso à saúde ou melhoram a qualidade de vida podem oferecer não apenas retorno financeiro, mas também um impacto positivo duradouro.

História Pessoal: Investi em um projeto que visava trazer tecnologias de saúde para comunidades carentes. O impacto social positivo não apenas aumentou a reputação da empresa, mas também

trouxe um retorno financeiro estável, mostrando que o impacto social pode se alinhar com o sucesso financeiro.

7. Considerações sobre a Escalabilidade

Avalie se a tecnologia ou a startup é escalável. A escalabilidade é crucial para o sucesso a longo prazo. Verifique se a tecnologia pode ser facilmente adaptada para diferentes mercados ou se o modelo de negócio permite crescimento rápido sem comprometer a qualidade.

História Pessoal: Participei de um investimento em uma empresa que desenvolveu um software de análise de dados de saúde. A escalabilidade foi uma preocupação, mas o plano da empresa de adaptar o software para diferentes necessidades e mercados foi um fator decisivo para o sucesso do investimento.

8. Análise de Risco e Retorno

Todo investimento vem com riscos. Avalie os riscos associados, como concorrência, mudanças regulatórias ou falhas tecnológicas. Balanceie esses riscos com o potencial de retorno para tomar decisões informadas.

História Pessoal: Em um projeto de investimento em uma nova tecnologia de terapia genética, a análise de risco foi essencial. Embora a tecnologia tivesse um potencial revolucionário, os riscos regulatórios e a necessidade de pesquisa extensa foram considerados antes de decidir investir.

9. Networking e Conexões na Indústria

Conectar-se com especialistas, outros investidores e líderes da indústria pode fornecer insights valiosos e oportunidades de investimento. Participar de eventos, conferências e redes de investidores pode ajudar a descobrir oportunidades e obter recomendações confiáveis.

História Pessoal: A construção de uma rede de contatos na indústria de tecnologia médica foi crucial para descobrir oportunidades e obter conselhos de especialistas. Participar de conferências e eventos me proporcionou acesso a novas startups e insights valiosos para orientar meus investimentos.

10. Monitoramento e Acompanhamento Contínuo

Investir em tecnologia médica não termina com a compra de ações ou participação em uma startup. Monitorar o progresso da empresa, acompanhar as tendências do mercado e estar atualizado com as inovações tecnológicas é essencial para garantir que seu investimento continue a prosperar.

História Pessoal: Após investir em uma empresa de tecnologia médica, estabeleci um processo regular de monitoramento. Isso incluía reuniões periódicas com a equipe fundadora e análise de relatórios de progresso. Esse acompanhamento garantiu que eu estivesse informado sobre o desempenho e as mudanças no mercado.

Parte 8: Casos de Sucesso e Estudo de Impacto

Explorar casos de sucesso e estudos de impacto na tecnologia médica é como abrir uma janela para um mundo de inovação e realizações. É aqui que vemos como as ideias se transformam em soluções concretas, melhorando a vida das pessoas e moldando o futuro da saúde. Vou compartilhar algumas histórias inspiradoras e análises de impacto que destacam como a tecnologia médica está fazendo a diferença no mundo real.

1. Casos de Sucesso: Inovações que Transformaram a Saúde
1.1. A Revolução dos Wearables com a Fitbit

Você já ouviu falar da Fitbit? Lembro-me da primeira vez que ouvi sobre ela – era um dispositivo pequeno que parecia um simples rastreador de atividades. Mas o impacto foi colossal. A Fitbit começou como uma startup inovadora e rapidamente se tornou um nome conhecido no mundo dos wearables. Ela não apenas rastreia atividades físicas, mas também monitoramento do sono, frequência cardíaca e muito mais. O sucesso da Fitbit é um ótimo exemplo de como a tecnologia pode transformar a forma como entendemos e gerenciamos nossa saúde. O impacto? Uma revolução na forma como milhões de pessoas acompanha sua saúde e bem-estar.

1.2. A Jornada da Telemedicina com a Teladoc

Vamos dar um salto para a Teladoc, uma das pioneiras em telemedicina. Lembro-me de quando a telemedicina parecia algo futurista e distante, mas a Teladoc fez dela uma realidade acessível. O

conceito é simples: consultas médicas virtuais que permitem que você fale com um médico de qualquer lugar. Durante a pandemia, a Teladoc se tornou um salva-vidas para milhões de pessoas que precisavam de cuidados médicos, mas não podiam ir a um consultório. O impacto? Uma ampliação do acesso à saúde e uma forma mais conveniente de receber cuidados médicos.

1.3. A Transformação dos Cuidados com a Diabetes com o Dexcom

A tecnologia para monitoramento contínuo de glicose é outro exemplo impressionante de sucesso.

O Dexcom revolucionou a maneira como os pacientes com diabetes monitoram seus níveis de glicose. Antes, era necessário fazer múltiplos testes diários com agulhas. Agora, com o Dexcom, os pacientes podem monitorar seus níveis de glicose em tempo real através de um pequeno sensor. O

impacto? Uma grande melhoria na gestão da diabetes e uma qualidade de vida muito melhor para os pacientes.

2. Estudos de Caso: Impacto e Lições Aprendidas

2.1. O Caso da Impressão 3D com a Organovo

A Organovo é uma empresa que está liderando a inovação com a impressão 3D de tecidos humanos. Imagine poder imprimir órgãos e tecidos para transplantes – isso parece um sonho, mas é uma realidade em desenvolvimento. A Organovo está na vanguarda dessa tecnologia, desenvolvendo tecidos para testes de medicamentos e, no futuro, para transplantes. O impacto?

Potencial para salvar vidas e reduzir a necessidade de doações de órgãos.

2.2. O Sucesso do Blockchain na Proteção de Dados com a Guardtime A Guardtime está revolucionando a forma como os dados de saúde são protegidos com a tecnologia blockchain. O blockchain, uma tecnologia que cria um registro seguro e imutável de transações, está sendo usado para garantir a integridade e a segurança dos dados médicos. O

impacto? Uma proteção robusta contra fraudes e vazamentos de dados, melhorando a confiança dos pacientes e a segurança das informações.

2.3. O Estudo do Impacto da Inteligência Artificial com a IBM Watson A IBM Watson trouxe a inteligência artificial para a medicina com um sistema que pode analisar dados médicos e ajudar a diagnosticar doenças. Imagine uma IA que pode ler milhões de estudos médicos e fornecer recomendações precisas para tratamento. O impacto? Uma ferramenta poderosa que auxilia médicos na tomada de decisões, melhorando a precisão dos diagnósticos e a eficácia dos tratamentos.

3. O Futuro da Medicina Digital: Perspectivas e Previsões O que o futuro reserva para a medicina digital? As previsões são animadoras e cheias de potencial.

Estamos apenas arranhando a superfície do que é possível. A integração de tecnologias emergentes, como a inteligência artificial e a impressão 3D, continuará a transformar a forma como prestamos e recebemos cuidados médicos.

História Pessoal: Lembro-me de estar presente em uma conferência sobre o futuro da medicina digital. Os palestrantes estavam discutindo inovações que pareciam saídas de um filme de ficção científica. A impressão 3D de órgãos, a telemedicina global e a personalização extrema dos tratamentos eram apenas alguns dos tópicos. Ver as previsões e ouvir sobre as inovações me fez perceber o potencial ilimitado da medicina digital.

4. Como se Manter Atualizado e Inovador

Manter-se atualizado com as últimas inovações e tendências é crucial para qualquer pessoa envolvida no campo da medicina digital. Isso envolve seguir publicações especializadas, participar de conferências e se engajar com comunidades de profissionais da área.

História Pessoal: Para acompanhar as tendências, eu me inscrevi em newsletters, participei de webinars e estabeleci conexões com outros profissionais da indústria. Essa prática não apenas me ajudou a ficar atualizado, mas também me proporcionou insights valiosos e oportunidades de networking.

Estudos de Caso: Inovações que Transformaram a Saúde

Vamos explorar alguns dos maiores sucessos da medicina digital e como essas inovações têm mudado o jogo na saúde. Estes estudos de caso não são apenas exemplos de sucesso, mas histórias fascinantes de como a tecnologia pode fazer a diferença na vida das pessoas. Imagine-se mergulhando em um mundo onde a tecnologia não apenas facilita o diagnóstico e tratamento, mas também salva vidas e melhora a qualidade de vida de milhões. É exatamente isso que veremos a seguir.

1. A Revolução da Telemedicina: Teladoc

História de Sucesso: A Teladoc começou com uma ideia simples: permitir que as pessoas consultem médicos sem sair de casa. Antes de a Teladoc se tornar um nome familiar, as consultas médicas eram quase sempre presenciais. Isso era conveniente para alguns, mas um desafio para muitos, especialmente para aqueles que viviam em áreas remotas ou com mobilidade reduzida.

Como Funcionou: A Teladoc desenvolveu uma plataforma de telemedicina que permite que pacientes e médicos se conectem virtualmente. Utilizando a tecnologia de videoconferência e uma interface amigável, a Teladoc permitiu que consultas médicas acontecessem de qualquer lugar com uma conexão à Internet. O processo é simples: você faz login, descreve seus sintomas e, em poucos minutos, está conversando com um médico licenciado.

Impacto: Durante a pandemia, a Teladoc se tornou um recurso vital, permitindo que milhões de pessoas recebessem cuidados médicos sem sair de casa e ajudando a reduzir a propagação de vírus. A plataforma demonstrou como a telemedicina pode não só ampliar o acesso aos cuidados, mas também transformar a maneira como pensamos sobre a interação médica.

2. A Imprimibilidade da Medicina: Organovo e a Impressão 3D de Tecidos

História de Sucesso: A Organovo é uma empresa pioneira na impressão 3D de tecidos humanos.

Pense em uma impressora comum, mas em vez de imprimir em papel, ela "imprime" células vivas para criar tecidos e órgãos. A ideia parecia futurista, mas Organovo tornou isso uma realidade.

Como Funcionou: Utilizando uma tecnologia chamada bioimpressão, a Organovo cria camadas de células para construir tecidos complexos. Esses tecidos podem ser usados para testes de medicamentos ou, no futuro, para transplantes. O processo é altamente preciso e pode criar tecidos com características muito semelhantes aos tecidos humanos reais.

Impacto: A tecnologia da Organovo tem o potencial de revolucionar a medicina regenerativa. Em vez de depender de doações de órgãos, que são limitadas e frequentemente não disponíveis, poderíamos imprimir órgãos sob demanda. Isso poderia salvar vidas e reduzir a necessidade de espera em listas de transplante.

3. A Revolução dos Dados com a IBM Watson

História de Sucesso: Imagine um computador capaz de ler e analisar milhares de estudos médicos em um piscar de olhos. Isso é o que a IBM Watson faz. Watson é uma inteligência artificial desenvolvida para analisar grandes quantidades de dados médicos e fornecer insights valiosos.

Como Funcionou: A IBM Watson é alimentada por enormes bancos de dados de literatura médica e histórica de pacientes. Ela utiliza algoritmos avançados de aprendizado de máquina para analisar esses dados e ajudar médicos a tomar decisões informadas sobre diagnósticos e tratamentos. Por exemplo, Watson pode sugerir opções de tratamento com base nas últimas pesquisas e em casos semelhantes de outros pacientes.

Impacto: Watson ajudou a melhorar a precisão dos diagnósticos e a personalizar tratamentos para pacientes. Em estudos, Watson demonstrou uma precisão superior à dos médicos em algumas áreas, mostrando como a inteligência artificial pode complementar a experiência médica humana e acelerar o desenvolvimento de novos tratamentos.

4. O Avanço dos Wearables: Fitbit

História de Sucesso: Lembro-me da primeira vez que ouvi falar da Fitbit. Era um pequeno dispositivo que você usava no pulso para rastrear suas atividades diárias. O conceito parecia simples, mas a Fitbit rapidamente se tornou um fenômeno global.

Como Funcionou: O Fitbit é um dispositivo de rastreamento de fitness que monitora passos, calorias queimadas, frequência cardíaca e até mesmo o sono. Ele se conecta a um aplicativo no seu smartphone, onde você pode acompanhar seu progresso e receber feedback sobre sua saúde.

Impacto: O sucesso da Fitbit demonstrou a crescente importância dos wearables na medicina.

Esses dispositivos ajudam as pessoas a manterem-se ativas, monitorarem sua saúde e identificarem padrões que podem indicar problemas médicos. Além disso, eles abriram caminho para uma série de outros dispositivos vestíveis que medem diferentes aspectos da saúde.

5. A Inovação do Blockchain com a Guardtime

História de Sucesso: A Guardtime entrou em cena para resolver um problema crítico: a segurança e a integridade dos dados médicos. Em um mundo onde os dados são frequentemente alvo de ataques, a Guardtime trouxe a tecnologia blockchain para a saúde.

Como Funcionou: O blockchain é uma tecnologia que cria registros imutáveis e seguros de transações. A Guardtime usou essa tecnologia para proteger os dados médicos, garantindo que informações cruciais, como históricos de pacientes, sejam seguras e não possam ser alteradas ou corrompidas.

Impacto: A aplicação do blockchain na saúde tem ajudado a aumentar a confiança no gerenciamento de dados médicos. Com a segurança robusta do blockchain, os pacientes podem se sentir mais seguros sobre a privacidade de suas informações, e os provedores de saúde podem evitar fraudes e ataques cibernéticos.

O Futuro da Medicina Digital: Perspectivas e Previsões

Vamos dar um salto para o futuro e explorar o que está por vir na medicina digital. Este é um campo que está em constante evolução, e cada nova inovação parece mais promissora do que a anterior. Imagine que estamos em uma nave espacial viajando para o futuro da saúde. Vamos explorar os planetas das novas tecnologias e tendências que estão moldando a medicina do amanhã.

1. A Revolução da Inteligência Artificial

O Que Esperar: A inteligência artificial (IA) está se tornando cada vez mais sofisticada e integrada na medicina. No futuro, veremos IA não apenas ajudando na análise de dados médicos, mas também assumindo papéis mais ativos em diagnósticos e tratamentos. Imagine um assistente digital que pode não apenas ler e interpretar exames médicos com precisão, mas também sugerir planos de tratamento personalizados com base em uma análise contínua de novas pesquisas e dados de pacientes.

Possíveis Avanços:

• **Diagnóstico Automatizado:** Sistemas de IA que podem diagnosticar doenças com uma precisão quase perfeita, analisando grandes volumes de dados médicos em segundos.

• **Tratamentos Personalizados:** Algoritmos que adaptam os tratamentos em tempo real, ajustando-os com base nas respostas do paciente e novas descobertas científicas.

2. Wearables e Monitoramento em Tempo Real

O Que Esperar: Os wearables, que já são populares, continuarão a evoluir, tornando-se ainda mais sofisticados. Eles serão capazes de monitorar não apenas a atividade física, mas também uma gama ainda maior de parâmetros de saúde. Imagine um dispositivo que não só rastreia seu nível de estresse e qualidade do sono, mas também fornece feedback em tempo real para ajudá-lo a melhorar seu bem-estar geral.

Possíveis Avanços:

• **Sensores Avançados:** Dispositivos que medem parâmetros de saúde complexos, como níveis de glicose no sangue ou marcadores inflamatórios, sem a necessidade de amostras invasivas.

• **Integração com IA:** Wearables que trabalham com inteligência artificial para fornecer análises mais profundas e recomendações personalizadas para sua saúde.

3. Medicina Personalizada em Grande Escala

O Que Esperar: A medicina personalizada, que se adapta ao perfil genético e às necessidades individuais dos pacientes, está se tornando mais acessível. No futuro, veremos uma integração ainda maior da genômica com a medicina cotidiana. Imagine um mundo onde seus tratamentos e planos de saúde são totalmente adaptados ao seu perfil genético único, levando a melhores resultados e menos efeitos colaterais.

Possíveis Avanços:

• **Tratamentos Baseados em Genética:** Terapias desenvolvidas especificamente para o seu código genético, aumentando a eficácia e minimizando os riscos.

• **Perfis de Saúde Dinâmicos:** Ferramentas que ajustam continuamente suas recomendações de saúde com base em novos dados genéticos e ambientais.

4. Realidade Aumentada e Virtual em Terapias e Treinamentos

O Que Esperar: A realidade aumentada (AR) e a realidade virtual (VR) estão prestes a transformar a formação médica e o tratamento de doenças. Imagine estudantes de medicina realizando cirurgias em um ambiente virtual ou pacientes participando de terapias imersivas para tratar fobias ou dores crônicas.

Possíveis Avanços:

• **Simulações Realistas:** Uso de AR e VR para treinar cirurgiões em procedimentos complexos com alta precisão e segurança.

• **Terapias Imersivas:** Aplicações de VR que ajudam no tratamento de condições como transtorno de estresse pós-traumático (TEPT) ou dor crônica através de experiências imersivas.

5. Avanços na Biohacking e Medicina Regenerativa

O Que Esperar: O biohacking, que envolve modificar o corpo para melhorar a saúde e o desempenho, está ganhando popularidade. No futuro, essas técnicas podem se tornar comuns e até mesmo normativas, com a possibilidade de criar novas formas de tratar doenças e melhorar a qualidade de vida.

Possíveis Avanços:

• **Intervenções Genéticas:** Modificação genética para prevenir ou tratar doenças antes mesmo de seu aparecimento.

• **Terapias Regenerativas:** Técnicas avançadas de regeneração celular e de tecidos que podem, eventualmente, restaurar órgãos danificados ou envelhecidos.

6. Ecossistemas de Saúde Integrados

O Que Esperar: À medida que a tecnologia avança, veremos um crescente ecossistema de saúde integrado, onde diferentes tecnologias e plataformas se conectam perfeitamente para fornecer cuidados coordenados e holísticos. Imagine uma plataforma que combina dados de wearables, registros médicos e feedback de IA para criar um plano de saúde completamente integrado e personalizado.

Possíveis Avanços:

• **Plataformas Integradas:** Sistemas que reúnem dados de diferentes fontes para fornecer uma visão abrangente da saúde do paciente.

• **Interoperabilidade:** Tecnologias que se comunicam e trabalham juntas para criar um fluxo de dados contínuo e eficiente entre profissionais de saúde e pacientes.

7. Inovações no Ensino e Treinamento Médico

O Que Esperar: O ensino médico também está em transformação. No futuro, a formação de médicos será altamente interativa, com uso extensivo de tecnologias digitais. Imagine escolas de medicina onde a maioria do treinamento prático acontece em simuladores virtuais e com a ajuda de IA para proporcionar feedback instantâneo.

Possíveis Avanços:

• **Simuladores Avançados:** Ferramentas de simulação que oferecem experiências realistas e práticas para estudantes de medicina.

• **Plataformas Educacionais Digitais:** Recursos educacionais que usam realidade aumentada e inteligência artificial para ensinar e treinar futuros profissionais de saúde de maneira mais eficaz.

Conclusão

À medida que chegamos ao final desta jornada pela medicina digital, é hora de refletir sobre a vastidão e a profundidade dos avanços que exploramos e o impacto transformador que esses desenvolvimentos têm sobre a saúde global. Nossa travessia pelos campos férteis da tecnologia médica, da inovação digital e das novas fronteiras da ciência não foi apenas uma exploração de conceitos e técnicas, mas um mergulho profundo na maneira como a medicina está se moldando e se reinventando para o futuro.

A revolução digital na medicina é um testemunho de como a tecnologia pode transformar, de forma radical, a maneira como entendemos e tratamos a saúde. O conceito de medicina digital vai muito além da simples aplicação de ferramentas tecnológicas. Ele representa uma mudança fundamental na forma como interagimos com o conceito de cuidado e bem-estar. Com cada capítulo, cada tópico, cada inovação discutida, mergulhamos em um mar de possibilidades que vão redefinir o futuro da saúde.

O Novo Paradigma da Medicina

Começamos nossa jornada explorando **a base da medicina digital**, onde aprendemos como a integração de tecnologias, desde a telemedicina até a análise de dados, está transformando o cenário da saúde. A evolução dos conceitos fundamentais nos mostrou que a medicina digital não é uma fadinha passageira, mas uma mudança estrutural profunda que está aqui para ficar. Esse novo paradigma permite que profissionais e pacientes interajam de maneiras que antes pareciam impossíveis. A simples ideia de ter consultas médicas virtuais, onde podemos falar com especialistas sem sair de casa, já representa um salto gigante em termos de acessibilidade e conveniência.

A exploração da **telemedicina e das consultas virtuais** trouxe à tona a capacidade de conectar pessoas em qualquer lugar do mundo com o cuidado que precisam. Esse avanço não apenas quebra barreiras geográficas, mas também democratiza o acesso à saúde, permitindo que indivíduos em regiões remotas ou subatendidas recebam a atenção médica que antes estava fora de seu alcance. As consultas virtuais tornaram-se uma ferramenta essencial durante crises de saúde global e se estabeleceram como uma solução prática para muitos problemas de acesso à saúde.

Com a **inteligência artificial na saúde**, entramos em uma nova era de personalização e precisão. A IA está mudando a forma como diagnosticamos e tratamos doenças, oferecendo uma análise

detalhada e uma capacidade de processamento de dados que excedem as capacidades humanas.

Desde algoritmos que podem prever e diagnosticar condições antes mesmo de serem visíveis para um médico até sistemas que recomendam tratamentos personalizados com base em uma análise aprofundada de dados, a IA está redefinindo o papel do médico e a experiência do paciente.

Os **wearables** e o monitoramento de saúde em tempo real são exemplos fascinantes de como a tecnologia pode se integrar à vida cotidiana para melhorar a saúde. Esses dispositivos não apenas permitem um acompanhamento constante das condições de saúde, mas também capacitam os indivíduos a assumir um papel mais ativo no gerenciamento de seu bem-estar. O futuro promete wearables ainda mais avançados, capazes de detectar e alertar sobre condições de saúde com uma precisão impressionante, oferecendo uma abordagem proativa para a saúde e a prevenção.

O conceito de **big data** e análise de dados na saúde é uma revolução em si mesmo. A capacidade de coletar, armazenar e analisar grandes volumes de dados médicos permite uma compreensão mais profunda das condições de saúde e das respostas aos tratamentos. Esses dados, quando utilizados corretamente, têm o potencial de transformar a prática médica, oferecendo insights que podem levar a tratamentos mais eficazes e a uma gestão de saúde mais eficiente e personalizada.

Inovações Tecnológicas e Aplicações Práticas

Em nossa exploração das inovações tecnológicas, a **realidade aumentada e virtual em cirurgias** nos mostrou como essas tecnologias podem transformar a prática médica, oferecendo uma nova perspectiva sobre a realização de procedimentos e a formação de profissionais de saúde. A capacidade de simular ambientes e técnicas cirúrgicas com uma precisão impressionante permite uma preparação mais eficaz e uma execução mais segura dos procedimentos.

A **robótica médica** apresentou um avanço significativo na precisão e eficácia das cirurgias, permitindo intervenções com uma precisão que seria impossível com métodos tradicionais. A robótica não só melhora a técnica cirúrgica, mas também minimiza o risco e a recuperação do paciente, levando a melhores resultados e uma abordagem mais refinada à cirurgia.

A **nanotecnologia**, por sua vez, trouxe um nível de inovação que redefine o conceito de tratamento. Com a capacidade de operar em uma escala molecular, a nanotecnologia oferece soluções para problemas de saúde que antes eram considerados intransigentes. Desde a entrega direcionada de medicamentos até a reparação de células danificadas, as aplicações da nanotecnologia são vastas e promissoras.

A **impressão 3D em saúde** representa uma revolução na personalização dos cuidados médicos. A capacidade de criar próteses, órgãos e outros dispositivos médicos sob medida para o paciente não só melhora o ajuste e o conforto, mas também abre portas para tratamentos mais inovadores e personalizados.

O uso de **blockchain e cibersegurança** na saúde é crucial para garantir a integridade e a privacidade dos dados. Em um mundo cada vez mais digital, proteger as informações dos pacientes e garantir a segurança dos sistemas de saúde são questões fundamentais. A tecnologia blockchain oferece uma solução robusta para a proteção de dados, garantindo que as informações sejam armazenadas e transmitidas de forma segura.

Medicina Personalizada e Preventiva

A **medicina personalizada** e a **saúde preventiva digital** representam uma nova abordagem para o cuidado, centrada na individualização e na proatividade. A medicina de precisão e a personalização dos tratamentos, baseada em perfis genéticos e outros dados individuais, prometem uma abordagem mais eficaz e menos generalizada à saúde. O avanço dos testes genéticos e das análises

personalizadas oferece uma visão detalhada do que é necessário para cada paciente, possibilitando tratamentos adaptados às suas necessidades específicas.

O **monitoramento contínuo e cuidados remotos** são um reflexo da integração da tecnologia com a prática médica. A capacidade de monitorar a saúde do paciente em tempo real e oferecer cuidados contínuos através de dispositivos conectados é uma mudança significativa na forma como gerenciamos condições de saúde crônicas e complexas. Essa abordagem não só melhora a qualidade dos cuidados, mas também promove um maior engajamento e autonomia do paciente em seu próprio processo de recuperação.

Desafios Éticos e Legais

Com grandes avanços vêm grandes responsabilidades. A **ética na medicina digital** e os **aspectos legais e regulatórios** são questões cruciais que precisamos considerar à medida que avançamos para o futuro. A proteção da privacidade dos dados e a garantia de que as novas tecnologias sejam utilizadas de maneira ética são fundamentais para garantir que a revolução digital na saúde seja benéfica para todos.

Saúde Mental e Bem-estar na Era Digital

A **saúde mental** na era digital traz novas oportunidades e desafios. As **terapias digitais** e a **telepsiquiatria** estão transformando o tratamento da saúde mental, oferecendo novas formas de apoio e intervenção. Esses avanços têm o potencial de tornar o tratamento mais acessível e personalizado, mas também levantam questões sobre a eficácia e a privacidade dos cuidados oferecidos.

Medicina do Futuro

O **futuro da medicina** é um campo repleto de possibilidades empolgantes. Desde a **medicina espacial** e o **biohacking** até os **ecossistemas integrados de saúde**, as inovações estão redefinindo o conceito de cuidado e abrindo novas fronteiras para a prática médica. O futuro promete um mundo onde a saúde é mais personalizada, acessível e eficaz do que nunca.

Empreendedorismo e Inovação

Finalmente, o **empreendedorismo em saúde digital** oferece novas oportunidades para aqueles que desejam transformar a maneira como a medicina é praticada e administrada. Os **modelos de negócios** e os investimentos em tecnologia médica estão moldando o futuro da saúde e criando novas possibilidades para a inovação e o crescimento.

Dedicação

A cada um de vocês que segurou este livro com curiosidade e esperança, gostaria de dedicar estas palavras.

Às vezes, o caminho para descobrir algo verdadeiramente transformador começa com um simples gesto: abrir um livro. E é exatamente isso que vocês fizeram — abriram as portas para um universo em constante evolução, onde a medicina digital está desenhando o futuro da saúde de formas que nunca imaginamos.

Dedico este livro àqueles que acreditam no poder da inovação e na capacidade da tecnologia de transformar vidas. Aos jovens curiosos que têm o olhar brilhante e o coração aberto para o novo.

Aos profissionais de saúde que, dia após dia, enfrentam desafios e buscam maneiras mais

inteligentes e eficazes de cuidar de seus pacientes. Às mentes inquietas e aos sonhadores que veem além do horizonte e se atrevem a imaginar o impossível.

Este livro é para vocês — para cada um que se questiona, que explora e que se apaixona pelo fascinante mundo da medicina digital. É para aqueles que acreditam que a tecnologia pode ser uma força do bem, uma ferramenta para curar, para prevenir e para melhorar a qualidade de vida de todos.

Minha jornada começou com um desejo de entender, de explorar e, acima de tudo, de contribuir para um mundo onde a saúde é mais acessível e eficaz. Cada capítulo que vocês lerão foi escrito com o coração e a mente abertos, com o objetivo de compartilhar não apenas conhecimento, mas uma visão apaixonada do futuro que está à nossa porta.

Então, a todos vocês que se aventuram neste livro, que compartilham desta visão e que se unem a mim nesta jornada emocionante, dedico estas páginas. Que elas inspirem, informem e, acima de tudo, motivem vocês a se tornarem agentes de mudança no fascinante campo da medicina digital.

Com gratidão e entusiasmo,

Dr. Thiago Durand

www.ingramcontent.com/pod-product-compliance
Lightning Source LLC
Chambersburg PA
CBHW020648220526
45464CB00001B/339